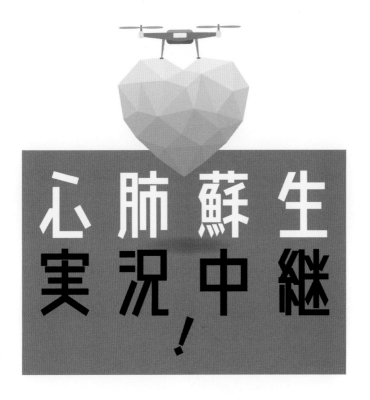

心肺蘇生
実況中継！

監修 ● 寺﨑文生
大阪医科薬科大学医学部
医学教育センター副センター長，教授

駒澤伸泰 ● 著
大阪医科薬科大学医学部
医学教育センター副センター長，講師

中外医学社

監修の言葉

　蘇生法に関する記述はすでに旧約聖書に遡るとされていて，エリシアという予言者が奇跡をおこしたとの記載は（旧約「列王記」下巻4章），まさしく呼気吹込み法の実践であったと言われています[1]．その後，古代から中世にかけて種々の蘇生の試みが行われており，その上に現代の蘇生法が成り立っていることは大変興味深いことです．18世紀になると，電気的除細動や人工呼吸法の開発が始まります．時は流れ，現代的な胸骨圧迫法による心臓マッサージ，人工呼吸法（口対口呼吸）および電気的除細動の3つが揃って統合されたのは1960年であり，記念すべき年とされています．

　国際ガイドラインの構築に関しては，1970年代からアメリカ心臓協会（American Heart Association: AHA）が中心となって行われました．AHAの取り組みに続いて，1989年にヨーロッパ蘇生協議会（European Resuscitation Council: ERC）が結成されました．さらに，1992年にAHAとERCが中心となって，国際蘇生連絡委員会（International Liaison Committee On Resuscitation: ILCOR）が設立されました．日本蘇生協議会（Japan Resuscitation Council: JRC）[2] も結成され，2010年からアジア蘇生協議会（Resuscitation Council of Asia: RCA）の一員としてILCORに加盟しています．国際ガイドラインの策定はエビデンスに基づいて行われ，2005年に2005 International Consensus on CPR and ECC Science with Treatment Recommendation（CoSTR）が発表されました．その後，CoSTRはILCORにより定期的に改訂が行われ，2017年からは1年ごとにCoSTRが発表され，重要なトピックスについて迅速な勧告がなされています．JRCはCoSTRの内容を踏まえてその都度提示しています．また，JRCは，2010年から5年ごとにガイドライン改訂版を発

表しており，今回，2021年3月に「JRC蘇生ガイドライン2020」の全てが公開の運びとなりました[2]．（書籍版は2021年7月に発刊予定です．）

[注：ただし，2020年は新型コロナウイルス感染症（coronavirus disease 2019：COVID-19）が世界的な脅威となり大変な状況になりました．ILCORとJRCでは，2020年の蘇生ガイドライン改訂に向けて準備を行いましたが，COVID-19の世界的な蔓延のため，ILCORから心停止に対するCPR時の感染リスクとその対策についてのCoSTRが優先的に発表されています[2]．]

　日本の医学教育モデル・コア・カリキュラム（平成28年度改訂版）においては，G-3-4）臨床実習－基本的臨床手技－救命処置の学修目標として，①一次救命処置を実施できる，②二次救命処置を含む緊急性の高い患者の初期対応に可能な範囲で参加すると，その重要性が記載されています．一次救命処置と二次救命処置の違いは簡単に言えば，従来は，一次救命処置とは心肺停止または呼吸停止に対する，専門的な器具や薬品などを使う必要がない心肺蘇生（cardiopulmonary resuscitation：CPR）のこと，二次救命処置とは病院などの医療機関において医師や救急救命士が行う高度なCPRのことです．近年，自動体外式除細動器（automated external defibrillator：AED）やCPRの啓発と普及活動等により，医療従事者でない一般市民も救命処置を行う時代になっています．AEDの日本での導入は1998年頃からで，扱い方を学んだ救急隊員であれば使用することが可能となりました．2004年からは，一般市民がAEDを使うことができるようになり，一次救命処置によって助けることができる人数が大きく増加しました．

　本書は，大阪医科薬科大学医学部医学教育センターの駒澤伸泰先生により，オリジナルに書き下ろされたものです．**本書の特徴**は，①2020年の最新の心肺蘇生ガイドラインの内容に沿っていること，②麻酔科

学，救命救急処置，多職種連携およびシミュレーション教育における駒澤先生の豊富な経験に基づいて[3]，臨床教育現場の臨場感に溢れる内容になっている点です．さらに，③従来のテキストの多くは救急蘇生法の指針の方法論のみの記載に留まっていますが，本書にはその指針が訴えかけている本質も読者に伝えたいという著者の気持ちが込められています．本書が，医療系の学生さんのみならず，すべての医療従事者の皆様の明日からの実践にお役に立つことを確信しています．

　最後に，この企画を実現していただいた中外医学社各位に深謝申し上げます．

参考資料

1）野々木 宏．心肺蘇生法の歴史と最近の進歩．J-PULSE: 厚生労働科学研究（循環器疾患等総合研究事業）院外心停止対策研究班．http://j-pulse.umin.jp/push3/articles/article-nonogi-07/index.html（2021 年 7 月 1 日閲覧）
2）日本蘇生協議会．(https://www.japanresuscitationcouncil.org/)（2021 年 7 月 1 日閲覧）
3）駒澤伸泰．院内急変対応における連携．In: 寺﨑文生, 他, 監修, 駒澤伸泰, 編著．実践 多職種連携教育．東京: 中外医学社; 2020. p.159-63.

　2021 年 7 月吉日

大阪医科薬科大学医学部医学教育センター副センター長,
循環器内科教授

寺﨑文生

プロローグ

　心肺蘇生は全ての医療従事者にとって，必須の手技です．

　北大阪医科大学でも，医学生に対して系統的な心肺蘇生教育が行われています．ちょうど臨床実習を前にした 4 年生達は，臨床現場での基本手技の 1 つである心肺蘇生に対して非常に大きな期待と緊張を抱いています．

　皆さんは，この本の中で，中山・藤田・渡辺の 3 人の医学生と共に最新の 2020 年度版心肺蘇生ガイドラインに基づいた蘇生教育を学んでいくことになります．
　新型コロナウイルスパンデミックにより，なかなか蘇生実習を行う機会がなくても，この本を読むことで心肺蘇生の基本概念・ノンテクニカルスキルは習得できます．

　さあ，それではいよいよ「心肺蘇生 実況中継！」の始まりです．

●登場人物紹介●

黒澤先生
北大阪医科大学医学教育センター副センター長.
蘇生学会認定指導医, 麻酔科専門医・指導医,
緩和医療専門医.

中山くん
北大阪医科大学4回生.
硬式テニス部所属. 将来は未定だが痛みのメカニズム解明
などを目指している.

藤田くん
北大阪医科大学4回生.
ラグビー部所属. 将来は外科系診療科を目指している.

渡辺さん
北大阪医科大学4回生.
茶道部所属. 緩和医療に興味があり将来は内科系を考えて
いる.

播磨さん
北大阪医科大学4回生. 別の班で実習ローテーションをして
いる.

海江田くん
北大阪医科大学4回生. 別の班で実習ローテーションをして
いる.

目 次

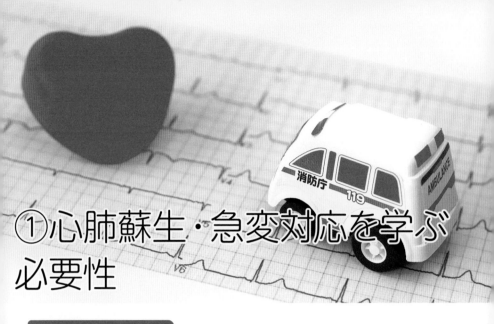

①心肺蘇生・急変対応を学ぶ必要性

心肺蘇生と急変対応は全ての医療系学部で講義されています．この本を手に取っていただいた皆様に，心肺蘇生・急変対応を学ぶ必要性をまず理解していただきたいと思います．今から，北大阪医科大学医学部第4学年の「心肺蘇生実習」が始まります．講師は，医学教育センターの黒澤先生です．

心肺蘇生・急変対応教育を学ぶ意義

 みなさん，はじめまして．私は医学教育センターの黒澤と言います．よろしくお願いします．皆さん，少しやる気がなさそうですね．

 すみません，正直言って心肺蘇生や急変対応を学ぶ意義がわかりません．

 私は内科に進みたいので蘇生なんてあまり関係ないかと思います．

僕は，腕のいい外科医になりたいので不要だと思います．

 うーん，みんな心肺蘇生や急変対応の意義を理解していないようだね．

 正直，イメージできません．

 なるほど，まずは心肺蘇生や急変対応の学習必要性から伝える必要があるようだね．君たちは，いわゆる心停止（cardiac arrest）が起こるときはどんなときかわかるかな？

 救急外来に運ばれてくるときや，いわゆるご臨終のときですか？

 その通りだね．では，ご臨終の際は蘇生を行うかな？

 患者さんやご家族が納得している場合，そのまま命のおわりを見守ると思います．

 そうだね，いわゆる蘇生を行わないという選択肢もあるね．これは事前にご本人の意思確認が必要だね．

 はい．

 では救急外来に何故心停止で運ばれてくるのかな？

 心停止になる原因があるからです．大量出血や心筋梗塞とか，脳出血とかですね．

 救急外来では，全ての職種が救命しようと頑張っているね．病院にたどり着くまでのプレホスピタル（病院前）の世界でも救急救命士たちが必死に目の前の命を守ろうと心肺蘇生をしているよ．

なるほど.

 それに君たちは腕のいい内科医や外科医になるとしても必ず入院中の患者さんが心停止や急変を起こすこともあるよ.

 そうなのですか？

 眼科の手術中に眼球心臓反射という迷走神経反射で心停止が起こることもあるし，精神科病棟でも心停止は起こりうるよ.

 全く知りませんでした.

 だから，心肺蘇生や急変対応は『全ての医療従事者が身に付けるべきスキル』なんだよ.

 でも，治療中の患者さんの心停止は少ないのでは？

 そんなことはありません. どんなゴッドハンドの外科医でも，癌のリンパ節廓清の際に出血するでしょう. どんなにいい化学療法が行われても，副作用で患者さんの状態が悪化することがある. 治療関連で心停止などは起こるので心肺蘇生や急変対応は必ず学ばないといけないよ.

 なるほど.

標準化された心肺蘇生・急変対応教育を学ぶ意義

 でも心肺蘇生って胸骨圧迫して，AEDとかでショックすればいいだけですよね？

君が心停止した場合にどんな心肺蘇生をしてほしいかな？

 それは最良の方法で心肺蘇生をしてほしいです．

 そうだね．ベストな医療はどのようにして作られるのかな？

 それはエビデンスに基づいて作られると思います．

 その通り．心肺蘇生は救急や循環器の先生を中心に世界基準でエビデンスが蓄積されているのだよ．

 それはすごいですね！

 そして，その心肺蘇生に関するエビデンスを蓄積して，作成された最良の心肺蘇生法がガイドラインなのだよ．AHA（米国心臓協会）やERC（欧州蘇生協議会）って聞いたことないかな？その2つの大きな学会が協働で5年ごとに最新の心肺蘇生ガイドラインを提供しているのさ．

 なるほど，日本にも影響しているのですね．

 もちろんだよ．日本も非常に深くかかわっているね．日本救急医学会の心肺蘇生ガイドラインもこれを基盤にしているよ．

 なるほど，一番効果的な心肺蘇生法で救命率を上げようということですね．

 そうだね．これは病院内医療従事者だけでなく，プレホスピタルで働く救急救命士や一般市民の方も対象としているよ．

 非医療従事者もですか？そういえば高校の時に心肺蘇生法を保健の授業で学んだ気がします．

その通り，社会全体で最新のガイドラインに基づいた蘇生を行うことで，蘇生率を向上させようとしているのだね．

　なるほど．僕たち医学生もしっかりと学び続けないといけないのですね．

　この本は，最新の 2020 年度版ガイドラインに準拠しています．2025 年になれば新しいガイドラインに基づいた記載に変えるつもりです．

心肺蘇生の法律的・プロフェッショナリズム的側面

　でも，心肺蘇生を僕たちが行って，有害事象があったときは責任を追及されるのではないですか？

　市民の方が倒れた人に胸骨圧迫を行って，骨折などが起こってもそれは善意の救命行為だから違法とはされないよ．君たちが道で倒れた人に，救援依頼，迅速な胸骨圧迫，迅速な除細動をガイドライン通りに行っても決して責任を問われることはないよ．米国では「良きサマリア人法」という名前で呼ばれているね．

　少し，安心しました．

　しかし，医療従事者となった場合，「病院で眼の前で患者さんが倒れたのに救命行為を行わない場合」は責任を問われると思うよ．だから，ほとんどの病院が医師・看護師の入職時研修として一次救命処置を学んでいるね．君たちは医師になるのだから，二次救命処置までしっかりと学ぶ必要があるね．

だんだん，心肺蘇生を学ぶ意義が理解できてきました．

 次は，医療者はどうあるべきかというプロフェッショナリズムという観点から考えてみようか？心肺蘇生はどうしても蘇生できないこともある．心室細動（ventricular fibrillation：VF）というリズムなら3割程度，心静止（asystole）というリズムなら2%程度の蘇生率なのだよ．

 多くの患者さんが蘇生できない訳ですね．

 その通り．でも最新のガイドラインに基づいてベストな蘇生行為を行う場合，それを患者さんの家族が見ていた場合，『最善を尽くしてくれた』と理解してもらえると思うね．

 自分が患者だったとしても納得がいくと思います．だから心肺蘇生ガイドラインをしっかりと理解することが大切ですね．

 そうです．医学部では医師国家試験だけでなく臨床実習前のスキル評価のためのOSCE（objective structured clinical examination：客観的臨床能力試験）でも心肺蘇生スキルを評価されているね．これは必要最低限の基本スキルだからだね．

 なるほど．

 患者さんの生命に尊敬を持ってベストを尽くすことを学んでいきましょう．

 是非ともしっかり勉強したいです．よろしくおねがいします．

 この本では，一次救命処置BLS（basic life support）に続いて二次救命処置ALS（advanced life support）を学び，チームで心肺蘇生を行う際の方法論について記載していきます．

よろしくお願いします！

蘇生のエビデンス

　蘇生に関して皆さんはどのようなイメージをお持ちでしょうか．「口対口人工呼吸は気持ち悪い」とか，「心臓マッサージをしないといけないのだよ」とかいうイメージをお持ちと思います．時代は今，evidence-based medicine（EBM）の時代で，多くの蘇生方法が比較検討されてきました．そして「全ての医療従事者が行えるように」と普及活動が行われてきました **表1-1**．それを率先してきたのが，米国心臓協会（American Heart Association: AHA）と欧州蘇生協議会（European Resuscitation Council: ERC）です．

　AHA と ERC は 5 年ごとにガイドラインを改訂しており，それが世界のスタンダードになっています．今は，2020 年版ガイドラインで次の改訂が 2025 年のガイドラインになります．日本もこの AHA と ERC のガイドラインに従って緊急事態の指針を出しています．そして国家試験さえもこのガイドラインに準拠しているのです．

　5 年ごとに改訂するなんてややこしいと思われる方があるか

表1-1 ● 心肺蘇生法の標準化

- 質の高い心肺蘇生法を行うために標準化された手順が必要である．
- 米国心臓協会（AHA: American Heart Association）は心肺蘇生法のガイドラインを発表し定期的に更新
- その後，欧州蘇生協議会（ERC: European Resuscitation Council）などと協調し，心肺蘇生法の国際標準 ILCOR（International Liaison Committee on Resuscitation）を発表

もしれません．しかし，私たちは医療のプロフェッショナルとしてスタンダードな医療を患者さんに提供したいと願っています．普通の医療を普通に行うことだけでも決して簡単なことではありませんが，願わくば一歩前進して普通の医療をよりよく行いたいという思いが私たち医療者の原点と思います．

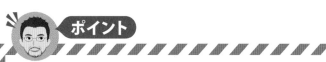

ポイント

- ☑ 心肺蘇生は全ての医療従事者に必須のスキルです．
- ☑ 心肺蘇生は一般市民にも推奨されています．
- ☑ 心肺蘇生は AHA と ERC を中心に世界共通のガイドラインで行われます．
- ☑ 最高のエビデンスに基づいた心肺蘇生提供のためガイドラインは 5 年おきに改訂されます．
- ☑ 最善の心肺蘇生を行うことは患者さんへの最大の礼儀です．

参考文献

1) Nolan JP. Executive Summary: 2020 International Consensus on Cardiopulmonary Resuscitation and Emergency Cardiovascular Care Science With Treatment Recommendations. Circulation. 2020; 142 (16 suppl 1): S2-S27.

2) Merchant RM. Part 1: Executive Summary: 2020 American Heart Association Guidelines for Cardiopulmonary Resuscitation and Emergency Cardiovascular Care. Circulation. 2020; 142 (16 suppl 2): S337-S357.

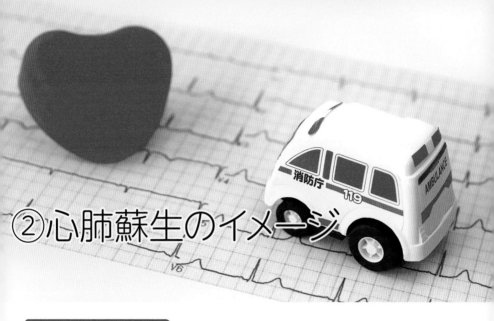

②心肺蘇生のイメージ

Introduction

心肺蘇生ガイドラインは5年ごとに改訂されますが根本的なイメージは変わりません．この章では，あらゆる医療従事者に心肺蘇生ガイドラインの根本部分について説明していきます．第三章からの内容に向けて具体的なイメージを持ってもらえればと思います．

まずは救援依頼が何よりも大切

 いきなりですが，心肺蘇生で一番大切なことは何でしょうか？

 うーん，酸素投与でしょうか？

 胸骨圧迫をしっかりすることですか？

 すぐに除細動することですか？

3人とも医学生だから医療行為に目が行ってしまうね．実は，一番大切なことは『救援依頼を行うこと』です．

 救援依頼などしている前に，蘇生行為をすればいいじゃないですか？

 状況を考えてみよう．例えば，院外なら目の前で人が倒れるのを見かけたら，とりあえず119番を電話するよね．もし，しなければ救急車が来ないから，心肺蘇生もうまくいかないし，病院にも搬送できないよね．

 なるほど．確かに何も持っていないのにできることは救援依頼と胸骨圧迫開始です．

 その通り．例え院内であっても，救援依頼をしないと救急カートや蘇生の人手確保はできません．

 なるほど．発見者がまず緊急コールや119番などの救援依頼ですね．

 蘇生は一人でできないとうことですね．

 そうです．さまざまな研究でも『人を呼ぶこと』が非常に大切なレベルとされています．

質の高い胸骨圧迫が不可逆的な脳へのダメージを遅らせる

 胸骨圧迫は何のために行うのでしょうか？

 心臓の動きを再開させるためですか？

 それもあるけれど一番大切なことは脳を守ることかな．

JCOPY 498-16632

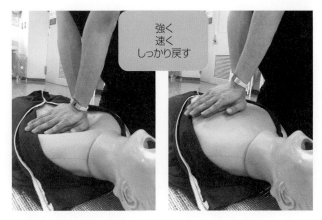

強く
速く
しっかり戻す

図2-1 ●質の高い胸骨圧迫で不可逆的な脳へのダメージを防ぐ

 脳を守る？

 その通り．よく心肺蘇生後に『循環は戻ったけど不可逆的な脳へのダメージとなった』という例を聞いたことないかな？あれは心停止によって脳に十分な血流がいかないことで，脳細胞が死滅したことによるのだよ．

 胸骨圧迫はそんなに意味があるのですか？

 胸骨圧迫は上手に行うと，正常時の心拍出量の3〜4分の1を提供できるとされているね．だから，できるだけ脳に血流を送り続けるためにも胸骨圧迫を継続するのだよ．

 なるほど，迅速に救援依頼を行った後に胸骨圧迫を継続ですね？

 そうだね．できる限り，胸骨圧迫の中断時間を短くすることが大切だね．胸骨圧迫は不可逆的な脳へのダメージを遅らせるというイメージが正しいかな．

わかりました．ところで正しい胸骨圧迫の方法はあるのですか？

もちろんだよ．この研究はこれまで継続的に行われてきたよ．2020 年度版ガイドラインでは，胸骨圧迫の速さは 1 分間に 100〜120 回，深さは 5〜6cm，完全に胸壁が戻ることの 3 つです．

完全に胸壁を戻すことは何故重要ですか？

しっかりと胸を戻さないと心臓に血液が充満しないので，次に押し出すときの効果が半減するのです．

なるほど．速いだけ，深いだけではダメなのですね．

何事もバランスですね．「しっかりと戻す」覚えました．

効果的な胸骨圧迫で不可逆的な脳へのダメージを防げるだけでなく，心臓にも十分な血流が流れて，除細動の成功率を上げると言われています．

迅速な救援依頼，迅速な胸骨圧迫の次は迅速な除細動

先ほど，胸骨圧迫だけでは心拍再開につながらないと言っておられましたが．

そうだね．実は，心拍再開に非常に効果があるのは除細動なんだよ．眼の前で倒れるタイプの心停止のほとんどは心室細動（VF）か無脈性心室頻拍（pulseless ventricular tachycardia：pulseless VT）なのです．そして，乱れた心電図を正常に戻すのは除細動です **図2-2** ．

心室細動（VF）の例

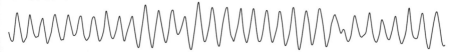

無脈性心室頻拍（pulseless VT）の例

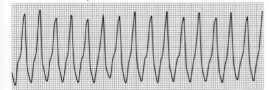

図2-2 ● 心室細動（VF）と無脈性心室頻拍（pulseless VT）の代表的心電図

　なるほど，テレビドラマでは除細動が強調されていますが，迅速な救援依頼，迅速な胸骨圧迫でつないだ後に除細動ですね．

　その通り．できる限り早く除細動を行った方がいいから，一般市民でも活用できる自動体外式除細動器の AED（automated external defibrillator）が至る所に用意されているね．もちろん，救急車や救急外来には手動型の除細動器があるけども．

　なるほど，イメージがついてきました．救援を呼ばないと AED も取ってきてもらえないし，胸骨圧迫を続けないと不可逆的な脳へのダメージを防げないし，除細動の効果も低下するのですね．

　その通りです．市民への蘇生教育が進んだ米国でも救援依頼と胸骨圧迫がもっと迅速に行われれば…とまだまだ指摘されています．除細動も同じです．

　なるほど，勇気を出して迅速に蘇生開始することが大切なのですね．

その通りです．ただ，除細動は高エネルギーの電気ショックなので，ショックを行う際には注意が必要です．

 わかりました．危険が伴う作業ということですね．

 それを複数の医療者で連携して行う必要があるので訓練が必要です．これは後で説明します．

人工呼吸は過換気を意識して

 ところで，心肺蘇生というと人工呼吸などのイメージがありました．

 そうだね．さまざまな研究から心停止の際は，胸骨圧迫の方が重視されがちだね．

 それはどうしてですか？

 換気によって酸素を血液に送るよりも，胸骨圧迫で血液中の残存酸素を脳と心臓に届けることが大切というエビデンスが増えたからかな？でも心停止でなく心停止前の急変対応では，気道管理はとても重要だよ．

 換気で気をつけることは何ですか？

表2-1 ● 過換気を避ける意義

- 過換気は
- 脳血流、冠血流の低下
- 胸腔内圧を高め
  ⇒静脈灌流を抑制し
  ⇒心拍出量および冠血流量を減らす
- 胃膨満のリスク⇒嘔吐、誤嚥

それは，人工呼吸であればバッグバルブマスク換気であれ，『過換気を避ける』ことだよ．過換気にしてしまうと脳と心臓の血管が収縮してしまうからね．他にも胃膨満が発生して嘔吐のリスクが上昇するし，胸腔内圧が上昇して静脈灌流が低下することもある 表2-1 ．

　なるほど，過換気を避けるというのも脳と心臓の循環を意識してのことなのですね．

　その通りです．肺と心臓がつながっているように呼吸と循環もつながっているのです．

2020年版の米国心臓協会（AHA）心肺蘇生（CPR）と救急心血管治療のためのガイドライン（ガイドライン2020）

　AHA-CPR ガイドライン 2020 が，2020 年 10 月に発表されました．ガイドライン 2020 は，2015 年度版に引き続き胸骨圧迫の重要性を強調しています．胸骨圧迫は，①回数は 1 分間に 100～120 回以上のペース，②圧迫は 5～6cm の深さ，③完全な胸壁の戻りの確認を行うこと，が推奨されています．さらに，除細動などの電気的治療や気道確保などにおける救命処置中も胸骨圧迫中断時間を最小限にすべきという方針も継続されました．また，疲労する前の交代や CPR（cardiopulmonary resuscitation）の質の維持のためのコーチングも推奨しています．

　また，ガイドライン 2020 は院外心停止と院内心停止により異なる「救命の連鎖」を提唱しています．院内心停止の場合は「監視および予防」を第一としています．そして，心停止発生時には緊急事態の認識と救急対応システムの起動，迅速かつ

質の高い CPR，迅速な除細動，二次救命処置（advanced life support：ALS），心拍再開後の治療となります.

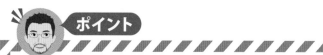

- ☑ 心肺蘇生で一番大切なことは救援依頼です.
- ☑ 成人の胸骨圧迫のペース　100～120 回 /min，深さは胸骨圧迫の深さ　5～6cm ですが，手を完全に戻して心臓を充満させることが大切です.
- ☑ 胸骨圧迫中断時間を最小限にすることが不可逆的な脳へのダメージを防ぎ除細動の効果を高めます.
- ☑ 換気の基本は，過換気を避けて脳と心臓への血流を減らさないことです.

参考文献

1) Nolan JP. Executive Summary: 2020 International Consensus on Cardiopulmonary Resuscitation and Emergency Cardiovascular Care Science With Treatment Recommendations. Circulation. 2020; 142(16 suppl 1): S2-S27.
2) Merchant RM. Part 1: Executive Summary: 2020 American Heart Association Guidelines for Cardiopulmonary Resuscitation and Emergency Cardiovascular Care. Circulation. 2020; 142(16 suppl 2): S337-S357.

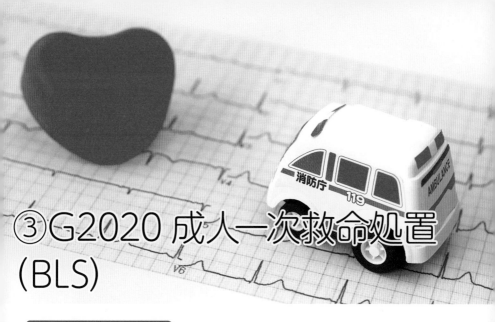

③G2020 成人一次救命処置 (BLS)

Introduction

ここからの章は，具体的なガイドラインについて学んでいきます．まずは全ての基本となる一次救命処置（basic life support: BLS）について学んでいきましょう．一次救命処置は，医療者だけでなく一般市民にも推奨される基本的な蘇生法です．

何も持たない状況から始めるのが一次救命処置

 それでは全ての心肺蘇生の基本である一次救命処置について実技を交えながら解説を始めます．設定は病院廊下で倒れる人をみつけるということでいきましょう．

 わかりました．

 はい，目の前で人が倒れるのをみたらまずどうしますか？

周囲の安全と手袋などの感染対策をしてから，反応の確認をします．両肩を強めに刺激します．

　そうだね．それで反応がなかったら．

　すぐに救援コールを行います．何も持っていないし，救急カートと救援が来ないと何もできませんから．

　その通り，院外なら救急車 119 番と AED，院内なら救急コールと AED ですね．はい，こうすれば，だいたい 5 分以内に救援は来るでしょう．必ず AED を依頼することも忘れないでください．

　でも，何もしなければ 5 分のうちに不可逆的な脳へのダメージが進んでしまう訳ですね．

　その通り，では救援が来るまでに何をしますか？

　呼吸と脈拍の確認ですね．

　そうです．10 秒以内に脈拍と呼吸を確認してください **図3-1**．どのようにして確認してしますか？

　頸動脈を触知しながら呼吸しているかを確認します．

　その通りです．ここでポイントは確認に時間をかけすぎないことです．

　なるほど，時間をかけると不可逆的な脳へのダメージが進行するからですね．

　一番大切なのは頸動脈触知です．循環があって，呼吸停止はありえますが，循環がないのに呼吸しているということはあり

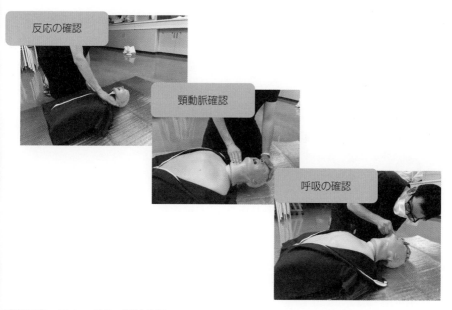

図3-1 ●反応，呼吸・脈拍確認

ません．

 教科書で，心停止の人が呼吸しているようにみえる「死戦期呼吸」が紹介されていますね．頸動脈触知がなければ胸骨圧迫開始ということですね．

 そうです．もし，頸動脈触知ができるかわからない場合，胸骨圧迫を開始してください．心肺蘇生の現場で，十分な評価ができない場合，状態が悪い方への対応を選択してください．

質の高い胸骨圧迫こそが不可逆的な脳へのダメージを防ぎ心拍再開につながる

 なるほど，『頸動脈が触知できなければすぐに胸骨圧迫を開始』ですね．

そうです．この胸骨圧迫をいかに効果的に行うかがポイントです．

　乳頭の間に両手を添えて，『強く，速く，しっかりと戻す』ですね．

　その通りです．『強く』と『速く』はイメージしやすいですが，血液充満を意識するための「しっかり戻す」が大切です．

　2020年度版ではどのような基準なのですか？

　2020年度版ガイドラインでは，成人の胸骨圧迫のペース100〜120回/min，深さは胸骨圧迫の深さ　5〜6cmと言われています．

　胸骨圧迫をしていない際は，脳と心臓に血流は流れないのですね．

　その通りです．だから，人工呼吸や除細動による中断時間を最小限にする努力が必要です．

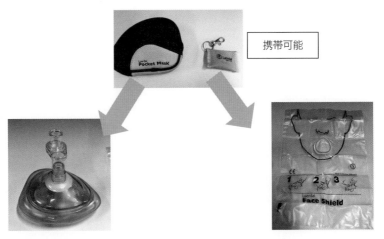

図3-2●人工呼吸用のポケットフェイスマスクとフェイスシールド

なるほど．具体的に理解が進んできました．ところで，人工呼吸は口対口人工呼吸ですか？

もし，何の感染防護具も持っていない場合は，胸骨圧迫のみで十分です．もしフェイスシールドや人工呼吸用ポケットフェイスマスク 図3-2 図3-3，バッグバルブマスク 図3-4 がた

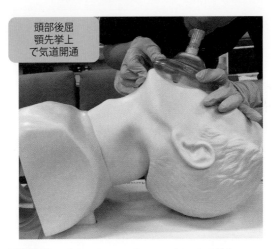

頭部後屈
顎先挙上
で気道開通

図3-3 ●ポケットフェイスマスクによる換気

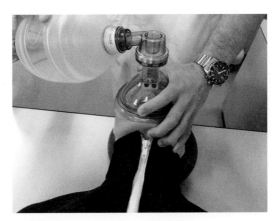

図3-4 ●バッグバルブマスク換気
EC クランプ法が基本．C の字でマスクを抑える．

表3-1 ●過換気を避ける（再掲）

- ●過換気は
- ●脳血流、冠血流の低下
- ●胸腔内圧を高め
  - ⇒静脈灌流を抑制し
  - ⇒心拍出量および冠血流量を減らす
- ●胃膨満のリスク⇒嘔吐、誤嚥

またま傍にあれば，それを用いて胸骨圧迫30回と人工呼吸2回を繰り返してください．

　人工呼吸のポイントはなんですか？

　頭部後屈，顎先拳上により舌根沈下を解除して呼吸開始してください．ただし，胸骨圧迫の方が大切なので，人工呼吸のトライと施行も10秒以内と短時間に行うべきです．

　循環はあるけど呼吸がない場合はどうすればいいですか？

　もしも，頸動脈蝕知はあるけど呼吸がみられない『呼吸停止』の場合は6秒に1回のペースで人工呼吸を繰り返してください．人工呼吸のポイントは『過換気にしない』ということです **表3-1** ．胸が上がる程度の量で十分と言われています．過剰な換気により循環に悪影響が出ることが示唆されています．

　なるほど，呼吸と循環はつながっているからですね．

AEDは『波形確認』と『安全確認』のための2回患者さんから離れる

　　　救援依頼をしていれば応援救助者がAEDなどをもってきてくれます 図3-5 ．AEDは automated external defibrillator の略です．自動体外式除細動器と言います．これに対するものとして，院内で使用する手動体外式除細動器があります．

　　　自動の方が使いやすいと思いますが．

　　　二次救命処置で出てきますが，手動の方がペーシングやカルジオバージョンが可能となります．AEDは一般市民の方もできる必要があるのですが，それでも注意点があります．

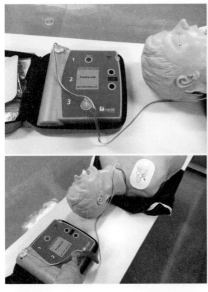
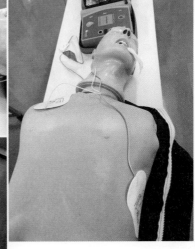

図3-5 ● AED（自動体外式除細動器）

わかりました．まずはボタンを押すのですね．

 胸骨圧迫は継続しておいてください．

AED『パッドを患者の胸に装着してください，その後ソケットを差し込んでください』

 うわっ，機械がしゃべった．

 その通りです．AED は明確な指示を出してくれます．はい，この通りにパッドを胸に張りましょう．心臓に電気ショックを与えるイメージなので心臓を挟む形が正しいです．重要なことはソケットを先に挿してしまうと波形解析が開始されてしまうので①パッドを貼る，②ソケットを挿しこむ，を忘れてはいけません．

 なるほど，AED の言う通りにすることが大切ですね．

AED『波形を解析します．離れてください．』
 はい，この時点で初めて胸骨圧迫を中断です．胸骨圧迫が入ると心電図が乱れるからね．

 はい．今解析しているのですね．ドキドキ．

AED『ショックが必要です．離れてください．充電します．』
 今強いエネルギーを充電しています．AED 操作者は周囲に注意してください．

 救助者に電気が流れるのを防ぐのですね．自分よし，周りよし，ショックボタン押します．
　　　ドン！

JCOPY 498-16632

これで患者さんの心電図波形は元に戻るのでしょうか？

 たとえ波形が戻っても，十分な血圧を出せるような心拍出量に戻ってはいません．すぐに胸骨圧迫を再開です．

 えっ，では BLS はいつ終わるのですか？

 患者さんの体動が出るか，二次救命処置の応援が到着するまで永遠に続きます．AED は 2 分ごとに波形チェックをしてくれます．

 ということは 10 分，20 分と続くこともあるのですか？

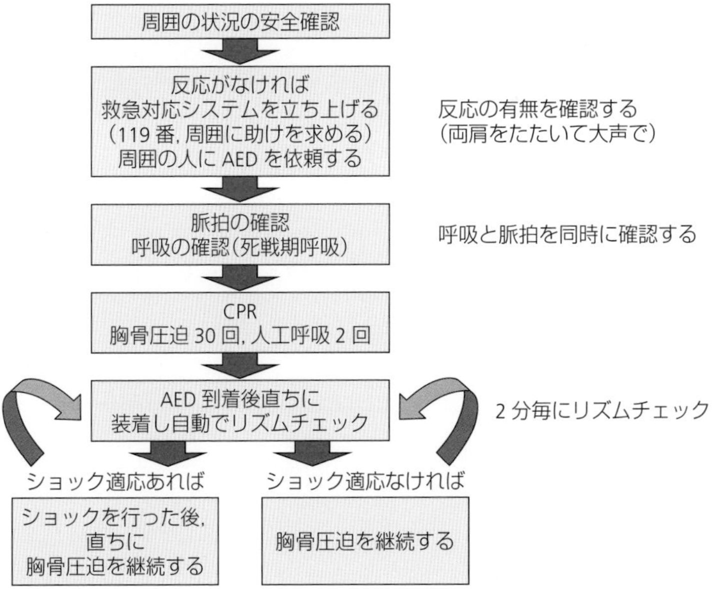

周囲の状況の安全確認

反応がなければ
救急対応システムを立ち上げる
（119 番，周囲に助けを求める）
周囲の人に AED を依頼する

反応の有無を確認する
（両肩をたたいて大声で）

脈拍の確認
呼吸の確認（死戦期呼吸）

呼吸と脈拍を同時に確認する

CPR
胸骨圧迫 30 回，人工呼吸 2 回

AED 到着後直ちに
装着し自動でリズムチェック

2 分毎にリズムチェック

ショック適応あれば

ショック適応なければ

ショックを行った後，
直ちに
胸骨圧迫を継続する

胸骨圧迫を継続する

図3-6 ● 2020BLS アルゴリズム

そうです．BLS は全ての基本なので二次救命処置の救援がこないといつまでも続きます．その間に質の高い胸骨圧迫を続けることで不可逆的な脳へのダメージを防ぎ，心拍再開の可能性を高めるのです．

　ところで，AED がショックの必要性はありません，といった場合はどうすればいいですか？

　それは，ショックの適応でない PEA（pulseless electrical activity: 無脈性電気活動）や心静止の波形なので胸骨圧迫を続けてください．心停止であることに変わりはありません．

　わかりました．シンプルだけど，非常に高い質が求められるということですね．

表3-2 ● 2020 年度版米国心臓協会一次救命処置ガイドラインにおける CPR の重要点

- 胸骨圧迫のペース　100〜120 回 /min
- 胸骨圧迫の深さ　5〜6cm（成人）
- 胸骨圧迫中断時間を最小限に（胸骨圧迫時間比を全体の 60％以上に）
- 複数の救助者がいる場合は疲れる前に交代
- 高度な気道確保時の換気は 6 秒に 1 回（10 回 /min）のペース

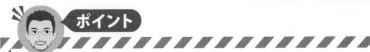

ポイント

☑ 成人の胸骨圧迫のペース　100〜120回/min，深さは胸骨圧迫の深さ　5〜6cm.

☑ 胸骨圧迫中断時間を最小限に.

☑ 呼吸停止時の人工呼吸は6秒に1回（10回/min）のペースで過換気は避けましょう.

☑ AEDでは波形確認と安全確認のため2回患者さんから離れましょう.

☑ BLSは二次救命処置に引き継ぐか体動が出るまで永遠に続きます.

参考文献

1) Nolan JP. Executive Summary: 2020 International Consensus on Cardiopulmonary Resuscitation and Emergency Cardiovascular Care Science With Treatment Recommendations. Circulation. 2020 Oct 20; 142 (16 suppl 1): S2-S27.)

2) Merchant RM. Part 1: Executive Summary: 2020 American Heart Association Guidelines for Cardiopulmonary Resuscitation and Emergency Cardiovascular Care. Circulation. 2020 Oct 20; 142 (16 suppl 2): S337-S357.

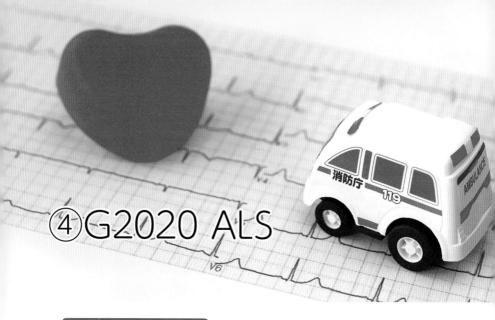

④G2020 ALS

Introduction

二次救命処置は，薬剤投与や蘇生後の管理が加わるために，やや難易度が上がる印象を持たれる方がいるかもしれません．しかし，蘇生後の管理を除けば，二次救命処置 ALS は BLS に「エピネフリンやアミオダロンという 2 種の薬剤治療」が加わり「除細動が自動から手動」に加わるのみで，基本的アプローチは同じです．本章では，二次救命処置の根幹部分にしぼって説明をしていきたいと思います．

一次救命処置と二次救命処置の違い

　先生，一次救命処置と二次救命処置の違いが今一つ理解できません．

　それは正常な反応だと思います．何故なら，現在でも二次救命処置自体が蘇生率向上に大きく貢献するというエビデンスはないからです．二次救命処置のほとんどは一次救命処置です．

表4-1 ● BLS と ALS の違い

- 特殊な器具や医薬品を用いずに行う心肺蘇生法を一次救命処置
  (Basic Life Support; BLS)
- 救急救命士や医師による高度な蘇生処置を二次救命処置
  (Advanced Cardiac Life Support; ALS)

BLS＋電気的治療（AED ⇒除細動器）＋薬剤治療

 といいますと？

 一次救命処置で行っていることに，エピネフリン1mgとアミオダロン300mgの2種類の薬剤が加わり，除細動が自動から手動に変化すること以外はほとんど変わりません．二次救命処置の基本は一次救命処置なのです．

 少し驚きです．でも理解できます．

 そうです．いかに胸骨圧迫の中断を短く，質の高い胸骨圧迫を提供できるかが基本になります．

 なるほど．ALSが理解できそうな気がしてきました．ところで，何故手動型除細動器を使用するのですか？

 自動型であるAEDよりも手動型の方が胸骨圧迫中断時間を短縮できるからだね **図4-1**．他には不安定な頻脈に対する「心電図同期カルジオバージョン」や不安定な徐脈に対する「経皮的ペーシング」が可能だね．

 なるほど，ALSの方が行うことが増えても，BLSが基本なのですね．

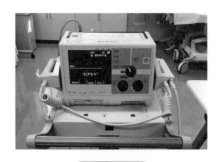
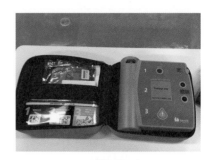

手動か 自動か

図4-1 ● 手動型除細動器と AED の違い

二次救命処置のガイドライン

 では，二次救命処置のガイドラインをみていきましょう．

 2分おきの心電図チェック，除細動，すぐに胸骨圧迫開始は変わらないですね 図4-2 ．

 そうです．だから BLS が大切なのです．

 2回目の除細動の後にエピネフリン，3回目の除細動の後にアミオダロンを投与していますね．

 そうです．除細動の適応となる心室細動（VF）や無脈性心室頻拍（pulseless VT）に対して最も有効な治療は除細動です．なので，1回目の除細動後は薬剤投与なしで胸骨圧迫，2回目は除細動だけでは無効だったのでエピネフリン，3回目は除細動＋エピネフリンでも無効だったのでアミオダロンということになります．

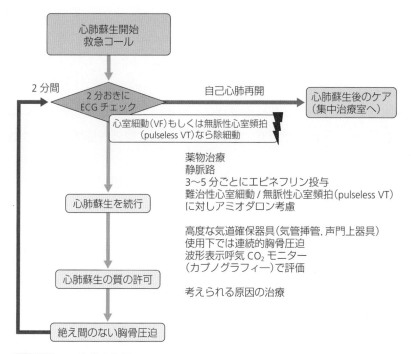

図4-2 ●二次救命処置

 なるほど，エピネフリンは強力な α 作用と β 作用，血管収縮作用と心拍出量増加作用を有しますね.

 アミオダロンは強力な抗不整脈作用を有しますね.

 その通りです.エピネフリンは半減期が 3〜5 分程度なので，2 サイクルごとに投与しても問題ないかもしれませんが，アミオダロンは半減期が長いので 1 回投与で十分です.

 なるほど，除細動の効果を助けるかもしれない薬剤投与ということですね.

ところで，胸骨圧迫 30 回に対して呼吸 2 回になりますね．

 これもバッグバルブマスクを用いて迅速に 2 回の人工呼吸を行うことが必要です．可能であれば酸素を接続してください．

 なるほど．これも胸骨圧迫中断を最小限にするためですね．ところで，心肺蘇生というと気管挿管などの高度な気道確保をしているイメージがありますが 図4-3 ．

 そうだね．でも，気管挿管にかかる時間などを考慮すると心拍再開までは必ずしも気管挿管は必要ないね．胸骨圧迫中に気管挿管できるのなら，トライしてもいいと思うよ．

 心肺蘇生中の気管挿管のメリットはなんですか？

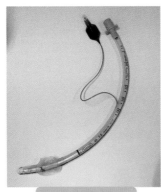

気管チューブ

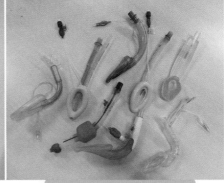

声門上器具
（ラリンジアルマスクなど）

図4-3 ● 高度な気道確保
（南 敏明, 監修. 駒澤伸泰, 著. 麻酔科研修実況中継！第 1 巻. 麻酔・周術期管理の基本編. 東京: 中外医学社; 2016 より）

JCOPY 498-16632

気管挿管により確実な酸素化と確実な気道保護ができるね. すなわち, 心停止した人の半分くらいは胃内容物を嘔吐しているけどそれを誤嚥するのを防げるね. また, 気道保護ができているので, 連続的な胸骨圧迫が可能になるね.

　なるほど. そうすると脳と心臓に流れる血流も増えて蘇生率も上昇しそうですね.

　さらに, 気管挿管すると呼気二酸化炭素濃度をカプノグラフィーで測定できるので蘇生の質が評価できるね **図4-4**. 10以上だと質の高い胸骨圧迫と言われているよ.

　でも, ずっと胸骨圧迫を 1 人で行うと質が維持できないような印象があります.

　その通り. だから, 救援依頼で来ている人たち交代で 1 分おきくらいに交代することが大切だよ. 蘇生の質を評価できるようになるからね.

カプノメーターは呼気CO_2濃度を測定.
カプノグラムはその波形.
連続的にCO_2を確認できることが気管内にチューブがある証明.
カプノメーターは動脈ガスにおけるCO_2濃度と相関があり大体30〜40mmHgが正常.

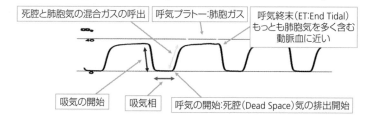

図4-4 ●カプノグラフィーとは??

二次救命処置における波形評価

 ところで手動型除細動器を用いるということは波形評価も自分でしないといけない訳ですね.

 その通りです. でもそれは除細動の適応がある「心室細動（VF）」と「無脈性心室頻拍（pulseless VT）」および, 除細動の適応がない無脈性電気活動（pulseless electrical activity: PEA）と心静止（asystole）に分けられます **図4-5**.

 なるほど, ぐにゃぐにゃ, ギザギザしているのが心室細動（VF）と心室頻拍（VT）ですね.

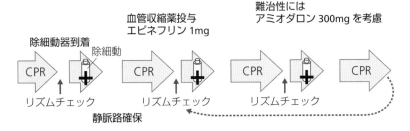

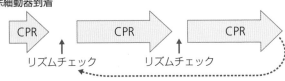

図4-5 ●二次救命処置の基本アルゴリズム
上下は心停止（cardiac arrest）の分類
（南 敏明, 監修, 駒澤伸泰, 著. 麻酔科研修実況中継！第 3 巻. 手術室急変対応と周辺領域編. 東京: 中外医学社; 2018 より）

表4-2 ● ショックの有無に関わらず質の高い CPR

| 心室細動（VF）/ 無脈性心室頻拍（pulseless VT）にはショック適応あり ⇒質の高い CPR と除細動がメイン |
| 心室細動（VF）　　心室頻拍（VT） |
| PEA/ 心静止 にはショック適応なし ⇒質の高い CPR と原因解除 |
| PEA　　心静止 |

表4-3 ● 突然の循環破綻・心停止の原因として鑑別すべき病態

・循環血液量減少（出血など）	・心筋梗塞
・低酸素	・肺血栓塞栓症
・高カリウム血症	・心タンポナーデ
・低カリウム血症	・緊張性気胸
・低体温	・中毒（麻酔薬過剰）
・低血糖	
・アシドーシス	

　そうです．超音波でみると心臓がぶるぶると震えています．目の前での突然の心停止の 7〜8 割がこの波形と言われています 表4-2 ．

　なので，それを除細動で洞調律に戻すのですね．

　そうです．心室細動（VF）と無脈性心室頻拍（pulseless VT）には除細動が特効薬的位置づけなのです．

　ところで先生，PEA や心静止はどうやって蘇生すればいいのですか？

　この 2 つの波形からの蘇生率は PEA が 20%程度，心静止の場合は 2%程度とも言われているね．しかし，心停止になったからには何らかの原因があるはずなので，それを解除することが大切だよ．

なるほど，大量出血が心停止の原因なら輸血や輸液を行うということですね．

　今の段階では，まずアルゴリズムの理解が大切なのでこれは後の章に回します．あと，心停止と心静止の違いはわかるかな？

　心停止は，『心臓自体は少し動いているかもしれない，すなわち心電図波形はあるけれど，十分な頸動脈拍動がみられない状態』であり，心静止は心臓自体は全く動いていなく心電図波形も横一線の状態ですね．

　その通りです．

高度な気道確保がされている場合の心肺蘇生の特徴

　気管挿管などの高度な気道確保が行われていることにより，
①確実に気道が確保されるために連続的な胸骨圧迫が可能
②胸骨圧迫中断時間の最小限化で，脳血流，冠血流の絶え間ない維持が可能
③確実な気道確保と適切な人工呼吸を行うことにより，酸素化能の改善，適正換気による過換気の回避（ガイドライン2020では6秒に1回と目安を提示）と胃液逆流による誤嚥予防，が可能となります．

　さらに，ガイドライン2020で推奨されている波形表示型呼気CO_2モニター（カプノグラフィー）を含む，モニタリングが心肺停止時より装着されていることも大きな特徴です．モニタリングにより心停止の認識も早期に行われ，心肺蘇生開始までのタイムラグは最小限化されると考えられます．

救急部，集中治療室，手術室における二次救命処置の特徴

多くの場合，静脈路確保や心電図，カプノグラフィーなどのモニタリングはなされており，除細動パッドの装着を行うことでALSの一般的な準備は整います．高度な気道確保がされている場合，連続的な胸骨圧迫を開始しながら，エピネフリンやアミオダロンなどの薬物治療を行います．また，心停止の原因を考慮し，大量出血などの低循環血液量によるものなら輸液，輸血および止血を行うなどの原因解除が必要です．チームメンバーはすなわち，日常の手術室内で協働する周術期チームメンバーであるため，心肺蘇生の知識や急変時対応に関して一定のコンセンサスを有しています．

二次救命処置における波形評価

心停止の恐れや心停止の場合

①心室頻拍（VT），心室細動（VF）の対応

VF　心室細動
VT　心室頻拍

これらの波形は早急な薬剤治療や除細動が必要です．
たとえ心室頻拍（VT）で血圧があっても（脈があっても），すぐに血圧はなくなる（無脈性）ことが多いので要注意です．
すぐに心肺蘇生を行う必要性があり，緊急コールで人を集めましょう．

② PEA や心静止の場合（無脈性心停止）

6H5T と言われています.

- Hypovolemia　低容量
- Hypoxia　低酸素
- Hydrogen ion（acidosis）　アシドーシス
- Hypo/Hyperkalemia　低カリウム，高カリウム
- Hypoglycemia　低血糖
- Hypothermia　低体温

- Toxin　中毒　（局所麻酔薬中毒も含まれます.）
- Tamponade, cardiac　（心タンポナーデ）
- Tension pneumothorax　（緊張性気胸）
- Thrombosis（coronary or pulmonary）（心筋梗塞や肺梗塞）
- Trauma　（外傷）

　　などの原因が多いです．これは心停止のよくある原因として
後章で説明します.

JCOPY 498-16632

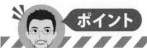 **ポイント**

☑ 二次救命処置の基本は一次救命処置です.

☑ 二次救命処置における薬剤治療も除細動も胸骨圧迫中断時間を最小限にして行います.

☑ 2回目の除細動の後にエピネフリン1mg,アミオダロン300mg投与が推奨されています.

☑ 気管挿管などの気道確保がされていれば連続的胸骨圧迫が可能です.

☑ カプノグラフィーを含むモニタリングがなされていれば心肺蘇生の質評価が可能です.

参考文献

1) Topjian AA. Part 4: Pediatric Basic and Advanced Life Support: 2020 American Heart Association Guidelines for Cardiopulmonary Resuscitation and Emergency Cardiovascular Care. 2020 Oct 20; 142(16 suppl 2): S469-S523.

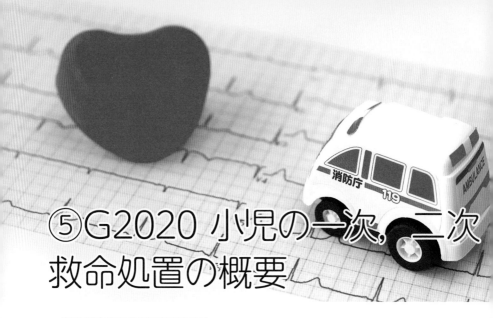

⑤G2020 小児の一次，二次救命処置の概要

Introduction

　小児の心停止は成人に比して，遭遇頻度は低いかもしれません．しかし，全ての医療従事者は病院内であれ，病院外であれ小児の心停止に遭遇する可能性があります．ここでは小児の一次救命処置および二次救命処置に関して要点を解説したいと思います．

心肺蘇生における小児心停止予防の大切さ

　小児の心停止なんて，本当にかわいそうで何とかして救命してあげたいわ．

　でも，小児の心停止ってそんなに発生するのですか？

　非常にいい質問です．小児の心停止は成人に比して頻度が低いのが現実です．しかし，一度起こってしまうとなかなか蘇生しにくいのが問題なのです．

JCOPY 498-16632

院外心停止

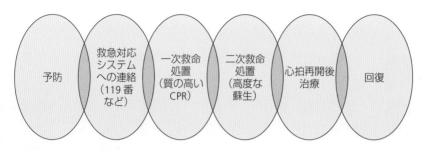

図5-1 ●小児の救命の連鎖の基本イメージ

 何故ですか？小児の心臓は, 成人に比して活力にあふれているようにみえます.

 小児の心停止は, 呼吸原性, すなわち低酸素によるものが多いのです. 成人のように心筋梗塞みたいに突然心停止が起こることは稀です. 突然の心原性心停止の場合, 生体内組織に酸素は残っていると思いますが, 呼吸原性心停止の場合, 低酸素状態が続いたため蘇生しにくいと言われています.

 でも, 可哀そうです. 何とかしてあげないと.

 なので, 心肺蘇生ガイドラインでは, 院外における小児の救命の連鎖として「予防」を第一にしています **図5-1** .

 なるほど. チャイルドシートの設置や登校・下校時のスクールゾーンの設定も立派な心停止の予防なのですね.

蘇生ガイドラインにおける小児の定義

 ところで, 小児の定義は何ですか？今世間は 18 歳成人か 20 歳成人かでもめていますが……

蘇生の時，倒れた人の年齢はわからないよね．蘇生ガイドラインでは，生まれてから1週間を新生児，1週間から1歳を乳児，1歳から思春期までを小児としているね．

　思春期という定義も曖昧ですね，具体的な指標はあるのですか？

　そうだね，腋毛などが生えていれば思春期として，それ以降は成人のガイドラインで対応することが多いね．

　『人間は生まれてくるときのリスクが一番高い』と聞いたのですがどうですか？小児・乳児のガイドラインはそれも含まれるのですか？

　新生児に対する新生児蘇生は，新生児が初めて呼吸を行うというものを補助するのだよ．ほとんどは病院内で専門家が行うので，少し状況が異なります．いわゆる小児二次救命処置は乳児から思春期までかな．

小児一次救命処置のポイント

　さて，小児一次救命処置のポイントは何でしょうか？

　やはり蘇生対象が小さいことでしょうか？

　その通りです．乳児の場合は，1人法での救命の場合指2本で胸骨圧迫したり，2人法の場合は両拇指包み込み圧迫法を用います．小児の場合は両手でなく片手法で圧迫しても問題ありません．

　なるほど，深さは成人と異なり乳児・小児それぞれに **表5-1** のような基準があるけれど，強く・速く・しっかり戻

表5-1 ● PALS の特徴

救助者が 2 名の場合の胸骨圧迫：人工呼吸比	
成人　30：2	
小児　15：2	呼吸原性心停止が多いため
乳児　15：2	酸素化を重視

すという基本概念は一緒なのですね.

 実は，救助者が 1 名の場合は同じなのだけど，救助者が 2 名以上の場合は胸骨圧迫と換気の比率が 30：2 から 15：2 と換気重視に変わります **表5-1**.

 なるほど. 胸骨圧迫の中断時間を短くできるので，酸素を少しでも届けるために呼吸比率を上昇させるという訳ですね.

パッド同士が
重なってはいけない

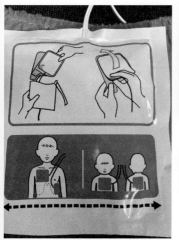

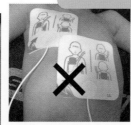

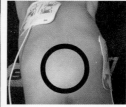

胸部と背部に貼ってもいい

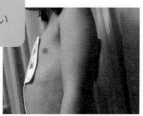

図5-2 ● 小児用 AED パッド

さらに，循環は維持されているけど呼吸がない，いわゆる呼吸停止の場合の人工呼吸のペースは成人が6秒に1回ですが，小児は2〜3秒に1回となります．

 呼吸重視というのがよくイメージできます．

 AEDは変わらないのですか？

 小児用のパッドがあるので使用してください 図5-2 ．小児用がない場合は成人用で問題ありません．パッドとパッドが接触しそうな場合，胸と背中に貼ることが推奨されています．

小児二次救命処置のポイント

 では小児二次救命処置のポイントは何でしょうか？

 これも蘇生対象が小さいことでしょうか？

 その通りです．基本的に二次救命処置のポイントは成人と変わりませんが， 図5-3 のように薬剤投与量が変わります．

 そうですね．でも卒倒時に体重がわからないこともありますね．

 なので，小児救急カートには小児の身長から体重を推定できるシートみたいなものも用意していますよ．

 なるほど．除細動のジュール数も身体の大きさを考慮して少なめにするのですね．

 そうです．除細動には少なからず心筋へのダメージがあるので，ジュール数を低下させます．

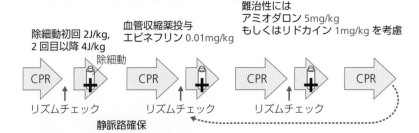

心室細動（VF）/ 無脈性心室頻拍（Pulseless VT）

難治性には
アミオダロン 5mg/kg
もしくはリドカイン 1mg/kg を考慮

血管収縮薬投与
エピネフリン 0.01mg/kg

除細動初回 2J/kg，
2 回目以降 4J/kg

除細動

CPR → CPR → CPR → CPR

リズムチェック　リズムチェック　リズムチェック

静脈路確保

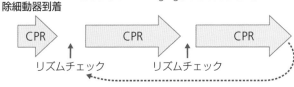

心静止 / 無脈性電気活動（PEA）

血管収縮薬投与
エピネフリン 0.01mg/kg（できるだけ早く）

除細動器到着

CPR → CPR → CPR

リズムチェック　リズムチェック

図5-3 ● 小児二次救命処置の基本的な流れ
（南 敏明, 監修. 駒澤伸泰, 著. 麻酔科研修実況中継！第 3 巻. 手術室急変対応と周辺領域編. 東京: 中外医学社; 2018 より改変）

もし，ご両親が近くにいたら大変不安になると思います．

その通りです．ですので，可能なら，親御さん対応の医療従事者を一人配置すべきです．また，心肺蘇生がうまく行かない場合でも，親御さんの受け入れの時間のため長い時間続ける必要があるかもしれません．

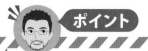

ポイント

☑ 小児の心肺蘇生では予防が最も大切です.

☑ 小児の心停止の原因は呼吸原性が多くなります.

☑ 2名以上の救助者がいる場合は, 小児の一次救命処置では胸骨圧迫対呼吸の比が 15 対 2 になります.

☑ 小児・乳児の胸骨圧迫ではそれぞれの体格に合わせた, 片手法, 両拇指包み込み圧迫法などが考慮されます.

参考文献

1) Maconochie IK.Pediatric Life Support: 2020 International Consensus on Cardiopulmonary Resuscitation and Emergency Cardiovascular Care Science With Treatment Recommendations. Circulation. 2020; 142(16 suppl 1): S140-S184.

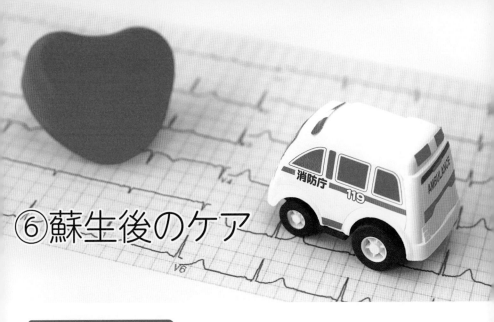

⑥蘇生後のケア

Introduction

心肺蘇生が成功したとしても，その後の治療がうまくいかないと再度心停止に陥ったり，不可逆的な脳へのダメージに陥るなどの神経予後不良が起こります．

この章では，蘇生後のケアに関するガイドラインを学んでいきたいと思います．

心拍再開後の対応 図6-1 表6-1

 さあ，ALS がうまくいって，心拍再開した後のことを考えてみよう．まず患者さんはどんな状況だと思うかな？

 やはり，循環も呼吸もかなり減弱している状態だと思います．

 そうだね，だからまずは気管挿管を行って人工呼吸治療を開始しないといけないね．

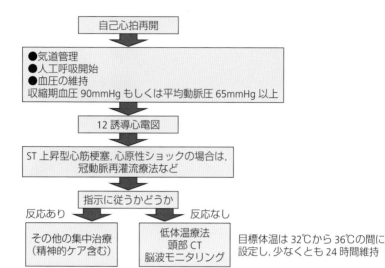

図6-1 ●心拍再開後治療アルゴリズム

表6-1 ●蘇生後ケア

Airway: 気道確保（気管挿管）
Breathing: 呼吸管理（カプノメーターの使用）
Circulation: 血圧管理
- 生食か乳酸リンゲル液
- 必要に応じて血管収縮薬や陽性変力薬

Disability: 意識状態のチェック
→なければ目標設定体温管理

　鑑別診断（ST 上昇型心筋梗塞なら再灌流療法）

　脳に酸素を送るために人工呼吸治療は高濃度酸素で行うのですか？

　それがね，高濃度酸素は短期的にはいいかもしれないけど，数日間のスパンでは生体にとって有害みたいだね．だから，可能な限り，酸素濃度は低下させるのだよ．あとは脳血流を低下させないためにも過換気を避けようね．

表6-2 ●気管チューブトラブルの対応 DOPE

Displacement（気管チューブ位置異常［抜け・片肺］）
Obstruction（喀痰などによる閉塞）
Pneumothrax（気胸）
Equipment failure（人工呼吸器や回路異常）

　過換気を避けるのは，脳血流と冠血流維持の観点からなんとなくイメージできます．

　ところで，循環はどうやって維持すればいいでしょうか？

　心臓を働かせるためのドパミンやノルアドレナリンなどのカテコールアミンを持続投与することと輸液負荷が大切だね．

　輸液を負荷することで血圧が上昇するのはイメージできます．カテコールアミンで弱っている心臓の動きを高めるのですね．

　そうだよ．胸骨圧迫で通常の3から4分の1の血流しか流れていなかったので脳や心臓をはじめとする全身臓器にできる限り血流を流して機能修復をしないといけないね．

　なるほど．まずは血圧維持による全身灌流再開ですね．

経皮的カテーテル治療と低体温療法

　さて，全身状態を落ち着けた後は何を行うのでしょうか？

　やはり，心停止の原因治療だね．突然倒れた人の原因として心筋梗塞が考えられるから12誘導心電図で評価するよ．

心筋梗塞の場合は ST が上昇しますね.

 そうだね. もちろん右室梗塞と左室梗塞があるので, 治療方針は少し異なるけれど必要ならば経皮的カテーテル治療（経皮的冠動脈再灌流）を行いましょう.

 そうですね. 状態を落ち着かせても原因を治療しないと再度心停止になってしまいますものね.

 その通りです. 緊張性気胸や中毒が原因の場合は, 原因解除は心停止時に行われていることが多いですが, 心筋梗塞の再灌流療法は, 心拍再開後に行う必要があります.

 もし循環器内科医のいない病院であれば搬送しなくてはいけませんね.

意識回復がなければ低体温療法を考慮

 いわゆる循環は戻るけれども脳が戻らないというケースは非常に悲しいと思います.

 意識がない場合は, 原因検索の 1 つとして頭部 CT や脳波測定があるのですね.

 そうだね. ただ, 不可逆的な脳へのダメージを防ぐための有効な方法として低体温療法があるよ.

 低体温療法？身体を冷やすのですか？

 そうだね, もし経皮的カテーテル治療による再灌流療法を行った後に, 意識回復がみられなければ, 低体温療法が考慮されます.

凍らせたりするのですか？

 まさか．低体温自体が心停止の原因になりうるのだから，目標体温は 32℃から 36℃の間に設定し，目標に達したら少なくとも 24 時間維持するくらいだよ．

 なるほど．その時の注意点はどんなことですか？

 やはり，低体温にすると不整脈などが起こるのでモニタリングが重要です．その際は，表面の体温でなく，膀胱温や食道温などの深部体温が有効です．

 冷やすのはどうするのですか？

 ガイドラインでは全身を覆うような機材で体温低下を起こしたり，4 度に冷やした点滴などを用いるとありますが，腋窩や鼠径部などの血流が多いところに氷嚢を当てるなども効果があると思います．

 ポイント

☑ 心拍再開後は気管挿管による人工呼吸を行います．

☑ 人工呼吸中は，高濃度酸素を避け，過換気を避けます．

☑ 12 誘導心電図で ST 変化があれば心筋梗塞を念頭におき経皮的カテーテル治療を考慮します．

☑ 意識が戻らない場合は低体温療法を考慮します．

☑ 低体温療法中も不整脈発生などに注意したモニタリングが大切です．

参考文献

1) Merchant RM. Part 1: Executive Summary: 2020 American Heart Association Guidelines for Cardiopulmonary Resuscitation and Emergency Cardiovascular Care. Circulation. 2020 Oct 20; 142(16 suppl 2): S337-S357.

2) 菅根裕紀, 田原良雄. 院外心停止例に対する低体温療法. ICU と CCU. 2018; 42: 91-8.

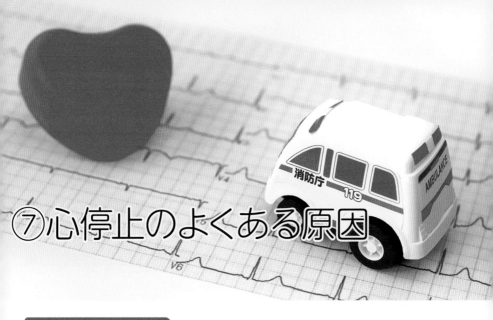

⑦心停止のよくある原因

Introduction

全ての病態には何らかの原因があります．この章では心停止のさまざまな原因について述べていきます．除細動が有効でないPEAや心静止においては原因検索と解除が大切です．除細動が有効な心室細動（VF）の場合でも原因を解除しないと繰り返して心停止になる可能性があります．

心肺蘇生を行いながら原因解除を考える 表7-1

 　心停止にそれぞれ原因があるのは理解できますが，原因の解除はそんなに大切なことでしょうか？

 　もし，心筋梗塞が起こって血栓を取り除かなければ心筋血流は再灌流しないよね．その場合，除細動で一旦心室細動（VF）を治しても再発する危険性は高いよね．

 　なるほど．

表7-1 ●突然の循環破綻・心停止の原因として鑑別すべき病態

• 循環血液量減少（出血など）	• 心筋梗塞
• 低酸素	• 肺血栓塞栓症
• 高カリウム血症	• 心タンポナーデ
• 低カリウム血症	• 緊張性気胸
• 低体温	• 中毒
• 低血糖	
• アシドーシス	

 仮に大量出血が心停止の原因だったとしよう．その場合，輸液を行ったらどうなるかな？

 心臓自体はもともと動いていたので，心拍再開は期待できます．

 その通り，除細動という伝家の宝刀がない PEA や心静止の場合は，この原因の解除が何よりも大切なのだよ．

 なるほど，質の高い心肺蘇生を行いながら原因とその解除を考えていくのですね．

低酸素血症と窒息の解除 図7-1

 では，最も良くある原因である低酸素血症について考えてみましょう．

 低酸素というと，肺炎や喘息が原因で治療は酸素投与や気管支拡張でしょうか．

 小児心停止の原因として多そうですね．

 そうだね．でも，われわれ全てが突然の低酸素血症になりうるのだよ．

酸素が細胞に届かず循環抑制・心停止

上気道閉塞……睡眠時無呼吸など
窒　息………気管
気管支喘息……末梢気道
重症肺炎………肺胞

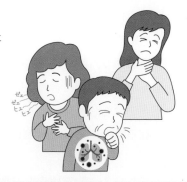

治療は酸素化・気道開通

図7-1 ● 低酸素血症

 そんなことあり得るのですか？

 それは窒息だよ **表7-2** ．突然，色々なものが気道を完全に
閉塞したらどうなるかな？

 声が出なくなると思いますね．全ての人がこんな風に両手を
首に当てると教科書にありました．

 その通り，これを Universal Choking Sign（万国共通の窒息
のサイン）というね．ところで，意識や心臓は窒息時にいつま
で耐えられるかな？

表7-2 ● 窒息の解除は 2 種類

●**完全窒息**
・助けを呼ぶ
・その場で腹部突き上げ法（ハイムリック法）

●**不完全窒息**
・呼吸可能
・救急外来で喉頭鏡とマギル鉗子
・盲目的に掻き出さない（完全窒息に陥る）

窒息は人工的な呼吸停止ですね．1〜2分以内に意識を失うと思います．

　その通り，数分以内に心停止するだろうね．いかに救急車を早く呼んでも間に合わないし，胸骨圧迫を続けているだけでは不適切かもしれない．

　なるほど．窒息を解除しないと低酸素血症は治らないですよね．

　だから，一般市民の方を含めたわれわれ全員が迅速な胸部突き上げ法，ハイムリック法で窒息を解除しないといけません　**図7-2**　．よくドラマでみたことがあると思います．ただ，行った後は，内臓損傷の可能性があるのですぐに病院に連れていかなくてはいけません．

　ハイムリック法の目的はあくまでも気道の開通ですね．

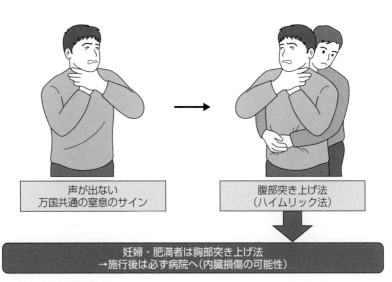

図7-2 ●完全窒息の対応

そうです．ここでポイントはテレビドラマのように窒息物から口から出てくるとは限りません．完全閉塞が不完全閉塞になれば，後は落ち着いて対応できます．盲目的な窒息物掻き出しは禁忌です．

　　なるほど．不完全窒息は時間に余裕があるので救急外来に運んでマギル鉗子と喉頭鏡で解除するのですね **図7-3** ．

　　その際も見えたら取る，見えなければ取らないですね．

　　その通りです．

　　窒息というと小児の誤飲によるものを思い出しますがその場合も一緒ですか？

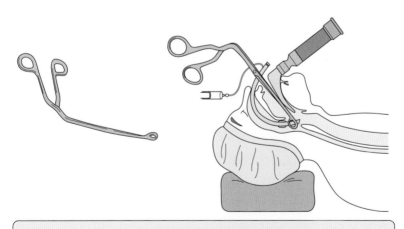

マギル鉗子は異物除去に用いられる
異物が視認できない限り，盲目的な操作は禁忌

図7-3 ●不完全窒息の対応

小児は成人とほぼ同じですが，乳児は，頭と身体をしっかりと支えて，背中を強く 5 回たたき，裏を向けて胸部を 5 回押すなどの方法で何とか異物を動かして，気道を完全から不完全閉塞の状態に移行させる必要があります．

　　小児や乳児は生体予備能が低いので迅速な対応が必要ですね．

　　その通りです．ですから，一般市民の方にも窒息の解除講習会は行われています．

溺水も低酸素による心停止の原因

　　溺水による心停止も，小児が多いこともあり何とか対応したいです．

　　そうですね．溺水は気道閉塞による心停止ですから，低酸素が原因です．なので，溺水が原因の心停止の場合は，胸骨圧迫よりも人工呼吸を先に行うことが推奨されています．

　　なるほど，ガイドラインはあくまでも共通認識ですが，それをその場その場の臨床に対して応用していくことが重要なのですね．

　　その通りです．一口に「溺水」といっても冷温か通常温か，目撃があったかどうかで，最適な行動が変わると思います．ガイドラインを元にして適正な行動をチームでとることが大切ですね．

さまざまな心停止の原因と対応

 低循環血液量 **図7-4** というのは，出血のみでしょうか？

 いやいや，発熱や下痢も十分水分を失うし，食事を摂らないだけでも脱水になりますよ．

 なるほど．治療は輸液・輸血ですね．

 このアシドーシス **図7-5** という概念が今一つわからないのですが．

 これはショックの際に酸素が細胞に届かないために起こる現象です．細胞が十分に代謝できずに血液が酸性になる状態です．

 カリウムが上昇しすぎても低下しすぎてもいけないのですか？ **図7-6**

 その通りです．透析患者さんが透析にいかなかったら，このカリウムを対外排出できないので，心停止になる可能性は上がります．だから，災害時の透析患者さんのケアは非常に大切で

・人間の体重の 7〜8%が血液
・循環血液量が 3〜4 割失われるとショックとなる
原因
①出血
②脱水（発熱・下痢）

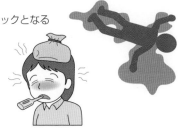

治療は止血・輸液・輸血

図7-4 ●低循環血液量

代謝性アシドーシス：肝臓の処理能力の低下のため酸性の代謝産物が多量に
存在する場合

呼吸性アシドーシス：肺や腎臓からの二酸化炭素などの排泄を十分にできな
いような場合血中二酸化炭素は正常よりも多い

酸素が細胞に届かず，血液 pH が酸性
に（敗血症など）→とりあえず，中性
に戻すことと

　　＋原因の解除（末梢血流改善など）

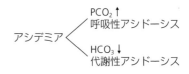

アシデミア

PCO$_2$↑
呼吸性アシドーシス

HCO$_3$↓
代謝性アシドーシス

治療は重炭酸ナトリウム，血流改善

図7-5 ●アシドーシス

・低カリウムでは，心室細動（VF）などのリスク
・高カリウムも心停止のリスク

低カリウム（下痢，透析ミスなど）
高カリウム（透析忘れ，腎不全など）

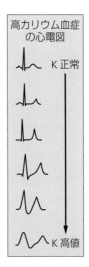

高カリウム血症
の心電図

K 正常

K 高値

治療は補正（カリウム補充はゆっくりと！）

図7-6 ●低カリウム・高カリウム血症

　　す．また，カリウムが低くなりすぎると心室細動（VF）や無
　　脈性心室頻拍（VT）が起こりやすくなると言われています．

　　なるほど．バランスが大切ということですね．

低血糖でも心停止になるのですね **図7-7** .

 そうだよ，高血糖ばかりが悪いとされているけど，インスリン過剰投与などによる低血糖も非常に危ないよ．もちろん，治療はブドウ糖投与です．

 低体温 **表7-3** で心停止は何となくイメージできますが中毒でも心停止になるのですね．

 そうだね．ただ，ここで注意すべきは，低体温の場合は脳保護が効いているので，復温しながらの長時間の心肺蘇生が有効なこともあるよ．たとえ心静止の波形でも低体温と中毒の場合は脳保護が効いているので蘇生できることも多いよ．

 なるほど．寒い地方では特に重要ですね．

■ 低血糖の症状 ■

血糖値(mg/dL)

・糖尿病治療薬誤投与
・空腹時アルコール摂取

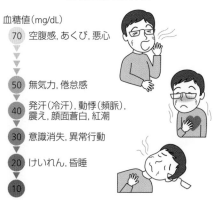

70 空腹感, あくび, 悪心

50 無気力, 倦怠感

40 発汗(冷汗), 動悸(頻脈), 震え, 顔面蒼白, 紅潮

30 意識消失, 異常行動

20 けいれん, 昏睡

10

治療はグルコース投与

図7-7 ● 低血糖

表7-3 ●低体温

低体温で全身機能低下
（冬の池・海への落下など）

体温	症状
36 度台	寒いと感じる
35 度台	巧緻動作ができない
35〜34 度	震え激しく，無口になる　錯乱
34〜32 度	意識レベル低下　心房細動
32〜30 度	起立不能　震えがなくなる　筋硬直
30〜28 度	半昏睡
28〜26 度	昏睡

治療は保温（保温時の移動は注意）

 　いやいや，比較的温暖な北大阪だって冬に川や海に落ちれば低体温から心停止になるから注意が必要だよ．また，中毒の場合は持続透析や拮抗薬投与も有効だよ．

・いわゆる救急医療の中毒だけでなく，通常薬剤の過剰内服でも発生する
・Ca 拮抗薬，β 遮断薬→心停止
・抗うつ薬→異常高血圧

> 治療は拮抗薬投与・透析

図7-8 ●中毒

・心嚢液の貯留により循環抑制
　（外傷，カテーテル，大動脈解離）

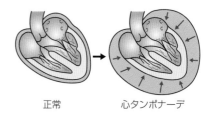

正常　　　　心タンポナーデ

> 治療は穿刺ドレナージ

図7-9 ●心タンポナーデ

心タンポナーデ **図7-9** は，心エコーで心臓の周囲に液体が貯留する病態ですね．

　　そうです．これも穿刺か開胸で処理しないと心停止に陥ります．

　　緊張性気胸 **図7-10** も怖いですね．ブラのある方や胸部外傷で起りうるのですね．

　　そうだね，これは気づけば，すぐに胸腔穿刺で救命することができるね．

　　あらかじめこれらの心停止を起こしやすい疾患を理解しておくことの必要性がわかりました．

　　心筋梗塞 **図7-11** と肺血栓塞栓症 **図7-12** も心停止の原因になりますね．狭心症や深部静脈血栓症の病態を理解することが大切ですね．

・脱気できない気胸により胸腔内圧上昇→循環抑制
・肺気腫などがある高齢者や若年男性（背の高い細身）に多い
・ブラ・ブレブの破裂が多い

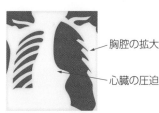

胸腔の拡大

心臓の圧迫

穿刺脱気

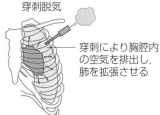

穿刺により胸腔内の空気を排出し，肺を拡張させる

治療は胸腔穿刺，ドレナージ

図7-10 ●緊張性気胸

- 心臓を栄養する3つの血管（冠動脈）に血栓ができる
- 血流届かず心筋の壊死が発生する
- →できる限り早期発見，治療

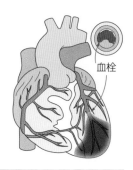
血栓

| 治療は，PCI（経皮的冠動脈形成術） |

図7-11 ● 心筋梗塞（冠動脈血栓症）

- 全ての静脈血は肺動脈に注ぐ
- 血栓により肺動脈が閉塞すれば酸素化および循環破綻
- 深部静脈血栓が移動して，肺塞栓症になることが多い

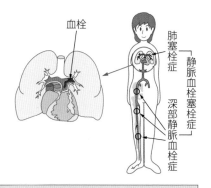
血栓

肺塞栓症
深部静脈血栓症
静脈血栓塞栓症

| 治療は線溶療法，外科的血栓除去術 |

図7-12 ● 肺血栓塞栓症

　その通りです．病歴を早期に把握すれば心停止の原因を疑いやすくなります．

　最後の外傷 **図7-13** が心停止のさまざまな原因と連環しているのはイメージがつきます．

　だから外傷時は，何が最も心停止に影響しているかを鑑別していかないといけないね．

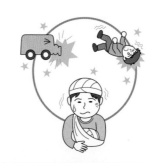

- 高エネルギー外傷では，頸髄損傷が否定
  されるまで後屈禁忌
  （頸髄圧迫で呼吸・循環抑制）
- 多発外傷では，複数部位からの出血や心
  タンポナーデ，緊張性気胸などが重複す
  る可能性もある
- 骨盤骨折は急激なショックの原因

> 治療は頸髄保護，出血コントロール

図7-13 ●外傷

　救急医学だけでなく，全ての医療従事者が知っておくべき
色々な病態を理解できて，とても勉強になりました．

緊張性気胸は呼吸不全から循環不全へ至るため早期発見を

緊張性気胸は，急激な呼吸不全をきたすだけでなく，胸腔内圧の
上昇により循環不全も併発します．陽圧換気施行中は，注意すべ
き合併症です．具体的には，人工呼吸器の装着や用手的に補助換
気を開始した直後に気道内圧が過上昇をきたし，急速に発症する
こともあります．緊張性気胸は，初期対応の遅延により，低酸素
血症，循環虚脱に陥り，心停止に至る可能性が上昇します．この
本で何度も紹介した AHA-G2020 においても，緊張性気胸は無
脈性電気活動（PEA）の鑑別診断としてあげられています．
緊張性気胸は迅速な診断と解除処置が必要です．原因として，交
通事故などの外傷性が多いですが，気胸を起こすような疾患は全
て原因となりえます．人工呼吸器などの陽圧換気も医原性リスク
となります．
聴診における左右差や頸動脈怒張や皮下気腫などの徴候をみたら
迅速に対応しましょう．

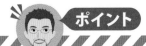

☑ 心肺蘇生を行いながら原因検索を行うことが大切です.

☑ 低酸素血症の原因として窒息があります.

☑ 完全窒息時は胸部突き上げ法が有効です.

☑ 窒息時の盲目的な掻き出しは禁忌です.

☑ 心静止でも低体温と中毒が原因の場合は長時間の蘇生が有効

　なこともあります.

参考文献

1) Merchant RM. Part 1: Executive Summary: 2020 American Heart Association Guidelines for Cardiopulmonary Resuscitation and Emergency Cardiovascular Care. Circulation. 2020 Oct 20; 142（16 suppl 2）: S337–S357.

2) American Heart Association, 著, 日本 ACLS 協会, 監修. ACLS EP マニュアル　リソーステキスト. 東京: シナジー; 2014.

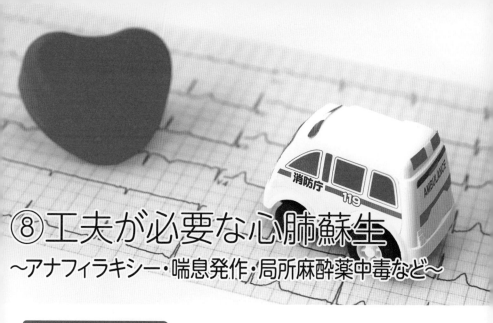

⑧工夫が必要な心肺蘇生
～アナフィラキシー・喘息発作・局所麻酔薬中毒など～

ここまでの章で基本的な心肺蘇生ガイドラインを学んできました.
この章では,皆さんが遭遇しうる心停止であるアナフィラキシーや
喘息発作,局所麻酔薬中毒などの対応について学んでいきたいと思
います.
典型的な心肺蘇生を行いながらもわずかな修正を加えるだけで,蘇
生率向上につながるかもしれません.

アナフィラキシーは誰でも起こる可能性がある

 ここでは皆さんが医療従事者としての生涯において遭遇する
可能性が高い,特別な対応が必要な心停止について学びたいと
思います.まずはアナフィラキシーショック 表8-1 図8-1 で
す.知っていますか?

 薬剤投与だけでなくラテックスなどの医療素材に触れること
で,起こる病態ですね.

表8-1 ●アナフィラキシーショック診断基準

項目1	皮膚症状（全身の発疹，かゆみまたは紅潮），または粘膜症状（口唇・舌・口蓋垂の腫脹など）のいずれかが存在し，急速に発現する症状で，かつ呼吸器症状もしくは循環器症状の少なくとも1つを伴う
項目2	アレルゲンへの曝露のあと，急速発現する以下の症状のうち2つ以上を伴う a. 皮膚粘膜症状（全身の発疹，かゆみ，紅潮，浮腫） b. 呼吸器症状（呼吸困難，気道狭窄，喘鳴，および続発する低酸素血症） c. 循環器症状（血圧低下やそれに伴う意識障害） d. 消化器症状（腹痛や嘔吐）
項目3	アレルゲンへの曝露後の急速な血圧低下

アナフィラキシーショック
≒粘膜浮腫，血管拡張を主体とした生命危機

① 迅速な気管挿管（細めの気管チューブ使用）
② 輸液蘇生
③ 薬物治療
エピネフリン 0.3〜0.5mg 筋注もしくは 0.1mg 静注
ジフェンヒドラミン，副腎皮質ホルモンを適宜投与
④ 二相性反応に留意して，ICU 管理
（24 時間以内の再発が多いため）

図8-1 ●アナフィキラシーショックの治療

　　確か，ハチにさされたり，ハムスターに噛まれたりした際に起こるのでしたよね．

　　そうです．病態は，末梢血管の拡張と組織浮腫です．放置すると中心循環血液量の低下もしくは気道閉塞により心停止になります．

　　なるほど．ということは心肺蘇生を行いながら，輸液投与と気道確保を行わないといけないのですね．

　　その通りです．全身が紅潮することがほとんどですので，それに気づいたら早めに気管挿管を行い，数 L の輸液を投与する必要があります．しかし，もっと大切なことがあります．心停

止になる前からエピネフリンを投与する必要があります.

 　確か山林労働者の方はエピネフリンの筋注剤を携帯しているのですね.

 　その通りです. エピネフリンはアナフィラキシーの治療薬です. 太ももの前外側, 大腿前外側広筋に垂直に刺す, というアナフィラキシーに対する応急処置が社会全体に広まりつつあります.

 　確かにアナフィラキシーはハチだけが原因ではないですからね.

 　アナフィラキシーは死につながるショックになりますので, 心停止になる前から投与しなくてはなりません. また, 心停止になった場合, 通常の1mgでなく, 治療目的を込めて数mgの投与が有効なこともあります.

 　なるほど. アナフィラキラシーをみたら気管挿管, 大量輸液, エピネフリン投与を忘れないようにします.

喘息発作は迅速なβ₂刺激薬とエピネフリン皮下注を 表8-2

喘息発作は迅速なβ_2刺激薬とエピネフリン皮下注を 表8-2

 　喘息発作でも心停止につながると学びました.

表8-2 ● 喘息発作の治療

・吸入β_2刺激薬 (サルタノール, プロカテロール)
・エピネフリン皮下注
・抗コリン薬
・テオフィリン
・副腎皮質ステロイド

表8-3 ●喘息の鑑別
● 上気道疾患 　　喉頭炎・喉頭蓋炎・声帯機能不全（固定など） ● 中枢気道疾患 　　気管内腫瘍　気道異物　気管軟化症 ● 末梢気道疾患　COPD　肺線維症　過敏性肺炎 ● 循環器疾患　うっ血性心不全

　　その通りです．いくら酸素投与をしても気管支収縮が過剰となると心停止に至る場合もあります．この際もできる限り早くサルタノールなどのβ_2刺激薬とエピネフリンの皮下注を行う必要があります．

　　エピネフリンを皮下注するのはサルタノールと同じβ刺激による気管支拡張作用を狙ってでしょうか？

　　その通りです．喘息も心停止になる前にエピネフリンを投与することが大切です．

　　表8-3 のような喘息の鑑別をきちんと行ってできるだけ早期に対応するようにします．

中毒が原因の心停止への対応

　　ところで局所麻酔薬中毒って聞いたことがあるかな？

　　新聞で局所麻酔薬投与後に患者さんが死亡したという記事をみたことがあります．

　　そうだね．1つはアナフィラキシーが考えられるけれども，もう1つは中毒量による心抑制があるね．

そもそも局所麻酔薬を投与しすぎると心停止になるのですか？

　なるよ．血中内の局所麻酔薬濃度が高くなると呼吸停止や心停止が発生するよ．だから，局所麻酔下の手術は使用量上限が決まっているし，乳児などは特に使用量に注意しないといけないね．だからある程度，規模が大きな手術は全身麻酔で行う．

　怖いですね．でも局所麻酔薬による心停止が起きた場合はどうすればいいのですか？

　局所麻酔薬を中和する脂肪乳剤を静脈から投与すれば，心停止の原因が除去できるので蘇生の可能性はぐっと上昇すると思います．

　なるほど．

　他にもオピオイド中毒の患者さんの心停止の場合，オピオイドの拮抗薬であるナロキソンが有効な可能性があるよ．2020年度版ガイドラインではオピオイドが原因と疑われる場合のアルゴリズムがあるくらいだからね．

アナフィラキシーショックの多様性を理解しよう
アナフィラキシーショックとは，「アレルゲンなどの侵入により，複数臓器に全身性にアレルギー症状が惹起される過敏反応で，血圧低下や意識障害を伴う」生命の危機です．
アナフィラキシーの多くは，IgE が関与する免疫機序により発症する過敏反応（アナフィラキシー症状）です．IgE の関与がなく，肥満細胞活性化により症状を引き起こす場合もあり，アナフィラキシー様反応と呼ばれます．
原因薬剤中止，エピネフリン投与，抗ヒスタミン薬，ステロイド

投与などの治療方針は共通であり，緊急事態では「鑑別よりもまず対応」が重要です．

アナフィラキシーショックの診断基準としては，**表8-1** の 3 項目のうち，どれか 1 つに該当すればアナフィラキシーと診断します．病態のイメージとしては，「全身血管の異常拡張とサイトカイン放出による症状」です．呼吸器症状に対しては迅速な気道確保対応が必要です．

アナフィラキシーの症状発現頻度は一般的に下記の通りですが，経過や患者によりケースバイケースです．
- 皮膚粘膜症状：80〜90%
- 気道症状：70%
- 消化器症状：45%
- 心血管系症状：45%
- 中枢神経症状：15%

アナフィラキシーショックは，皮膚，気道，心血管系，消化管など複数の臓器障害を引き起こします．皮膚症状を中心として，上記の 2 つ以上の臓器系で反応が認められる場合は，早期にアナフィラキシーを疑い，初期対応体制を構築することが大切です．
また，皮膚症状が遅発性に出ることもあるので，注意しましょう．すなわち，アナフィラキシーショック≒皮膚の発赤と考えずに，総合的対応が大切です．
そして，アナフィラキシーショックの場合，喉頭や咽頭浮腫で気道閉塞が発生することがあるため，迅速に細めの気管チューブで気道確保しましょう．頸部浮腫により侵襲的気道確保が難しいこともあります．

喘息発作

喘息発作は，小児だけでなく高齢者でも致死的になることがあります．薬剤による予防方法として，ステロイドの吸入，アミノフィリンなどのキサンチン誘導体の持続投与などがあります．

喘息発作発生時には，気管チューブの閉塞，気管支挿管，肺塞栓，肺水腫，緊張性気胸，副腎クリーゼ，および心不全などを鑑別する必要があります．聴診，SpO_2，$EtCO_2$ の値や波形，胸部レントゲン写真，動脈血ガス所見などが有用です．

換気可能な場合，カプノグラムが高度の閉塞性パターンになります．セボフルランは強い気管支拡張作用を有するため，喘息治療に有効とされています．

ポイント

- ☑ アナフィラキシーショックによる喉頭や咽頭浮腫で気道閉塞が発生します．
- ☑ アナフィラキシーショック発生時は細い気管チューブで迅速に気道確保しましょう．
- ☑ 喘息重責発作により換気不能になる場合もあります．
- ☑ 局所麻酔薬中毒による心停止には脂肪乳剤を投与しましょう．
- ☑ オピオイド中毒による心停止にはナロキソンを投与しましょう．

参考文献

1) 駒澤伸泰. 周術期二次救命処置につながる困難気道管理トレーニングの重要性. 日本臨床麻酔学会誌. 2016; 36: 230-5.

2) 駒澤伸泰. 2015年度版米国心臓協会二次救命処置ガイドラインの手術室蘇生への実践応用～周術期管理チームによる危機対応能力育成のために～. 臨床麻酔. 2016; 40: 147-51.

3) 野村岳志. 2. アナフィラキシーショック. Ⅳ. 麻酔中の特殊な状況での蘇生. 槇田浩史編. 心肺蘇生. 東京: 克誠堂; 2011.

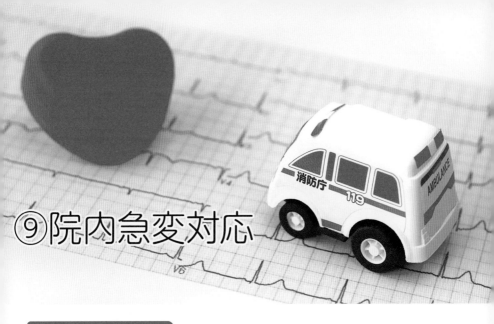

⑨院内急変対応

Introduction

近年，心停止になる 30 分前にはさまざまな症状を患者さんが提示
しており，「心停止前に患者さんを救命する」という院内急変対応
が注目されています．院内急変対応では，心停止の前に呼吸・気道
系が問題になることが多いため注意が必要です．

院内急変対応とは何か

 　先生，今さらですが心停止が起こる前に防げればそれが一番
ではないでしょうか？

 　その通りです．実際シートベルトが義務化されたことで交通
事故関連死は大きく減少しました．

 　病院内でも心停止になってから救援がかけつけるのではな
く，それ以前に対応できる体制があればいいのではないでしょ
うか？

その通りです．それが心停止の前に患者さんの異変に気づき対応する院内急変対応という概念です **図9-1** ．病棟でバイタルサインの大きな異常を見つけたら，急変コールを行い，救急部や集中治療室の方々が救命にかけつけるというものです．

 　なるほど．敗血症などのショック患者さんを早めに治療開始すれば，心停止を防げますね **表9-1** ．

 　その通りです．患者さんの異常を早期発見するためにも全ての医療従事者が気道，呼吸，循環，鑑別診断などの ABCD サーベイをできるようにならなくてはいけません．

 　なるほど．助ける側だけでなく，助けを求める側もきちんと対応を理解すべきということですね．

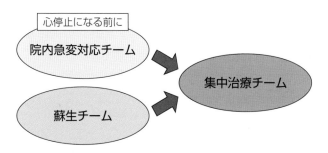

図9-1 ●院内急変対応チームの意義

表9-1 ●循環破綻・心停止につながる急変原因として鑑別すべき病態
・循環血液量減少（出血など）　・心筋梗塞
・低酸素　・肺血栓塞栓症
・高カリウム血症　・心タンポナーデ
・低カリウム血症　・緊張性気胸
・低体温　・中毒
・低血糖
・アシドーシス

心停止になる前に対応する

ABCD アプローチで患者さんの状態を継続的に評価する

ABCD アプローチは心肺蘇生の質の評価だけでなく，急変の早期発見に有効です．

- **A−Airway**…気管チューブは気管内に正しく挿入されているか，片肺挿管になっていないか．ラリンジアルマスクの位置異常はないか，喀痰で気道閉塞はしていないか，喉頭痙攣を起こしていないか，など

- **B−Breathing**…胸は上がっているか，酸素濃度は大丈夫か，セボフルラン残量は十分か，など

- **C−Circulation**…輸液は過少，過剰ではないか，点滴は漏れていないか，循環へ負担はかかっていないか，血圧は適正か，脈拍は適正か，尿量は十分確保できているか，など

- **D−Differential diagnosis**…現在の麻酔管理に対して課題は何かを鑑別すること，動脈血ガスのデータを見て過換気や代謝性アシドーシスか，など

心停止の前に適切な気道管理を

 病棟での急変対応は気道管理から開始されると聞きました．

 その通りです．心停止の前に呼吸抑制やパターン異常が起こるため，迅速な気道確保が重要です．基本はバッグバルブマスク換気による換気補助です．

 あまり難しそうにはみえません

いやいや，バッグバルブマスクなどを用いた換気は非常に熟練がいるのだよ．さらに病棟は気道確保に適した救急外来，集中治療室などとは環境が全く異なります．そのため，緊急コールで複数が集合して力を合わせて救命に当たるべきです．

　　なるほど．何とかして酸素化を行い救命できるようにしたいと思います．

病棟での気道管理に必要なこと

救急外来，集中治療室，手術室は，設備環境も充実しており，技術的に習熟した医師が気道管理を行います．

一方，手術室外における気道管理は，設備や環境の面から難易度が上昇します．一般病棟では日常的に気道管理を行う機会が少なく，スタッフも介助に慣れていません．

気道管理困難は，「トレーニングを積んだ麻酔科医がマスク換気や気管挿管，あるいは両者の困難をきたす臨床状況」です．一般病棟における院内急変は，緊迫した臨床状況，患者の体位，気道管理器具の使用制限などが全て気道確保を難しくします．環境を考慮して，院内急変対応の気道管理に臨みましょう．

院内急変対応と気道管理〜何よりもまずは酸素化〜

臨床現場での患者急変は，呼吸状態悪化で始まることが多く，気道確保の判断と実施が求められます．本邦の院内急変対応の約3割は，気管挿管やバッグバルブマスクによる人工呼吸が必要です 表9-2 ．

一般病棟では，手術室や救急初療室のようにベッドの高さや気道管理困難対応カートなどが整備されていません．さらに，スタッフが気道管理に不慣れなことも，気管挿管やバッグバルブマスク

表9-2 ● 院内急変対応で有効な気道確保器具

- リザーバー付きバッグバルブマスク
- 経口エアウェイ，経鼻エアウェイ
- 声門上器具
- マッキントッシュ型喉頭鏡
- 携帯可能なビデオ喉頭鏡

モニター　経皮的酸素飽和度（SpO$_2$）モニタリング，
　　　　　呼気二酸化炭素濃度（EtCO$_2$）モニタリング

表9-3 ● 病棟での気道確保の問題点

- メディカルスタッフが，気管挿管介助に慣れていない
- 気道確保器具の使用制限や不備
- 床上やベッド上などのアプローチ制限
- モニタリングの使用制限
- 緊迫した臨床状況

換気の難易度を上昇させます 表9-3 ．

院内急変患者で最も大切なことは，換気確立による全身の酸素化です．病棟での気道管理が必要と判断される場合は，挿入が容易な経口・経鼻エアウェイや声門上器具を気道管理の第一選択としましょう．換気確立後に搬送が必要な場合，気管挿管を慎重に行いましょう．

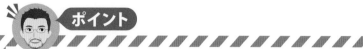

ポイント

- ☑ 気管挿管後は気管チューブ位置異常，閉塞，気胸，機器不良を早期に鑑別しましょう.
- ☑ 急変対応時は，ABCD アプローチで患者さんの状態を評価しましょう.
- ☑ 院内急変対応の初期対応として，気道管理は重要です.
- ☑ 院内急変対応の気道管理時には，さまざまな制限があることを理解しましょう.

参考文献

1) Saket G. Trends in Survival after In-Hospital Cardiac Arrest. N Engl J Med. 2012; 367: 1912-20.
2) Girotra S. American Heart Association's Get With the Guidelines®-Resuscitation Investigators. Hospital variation in survival trends for inhospital cardiac arrest. J Am Heart Assoc. 2014; 3: e000871.
3) 米国医療の質委員会／医学研究所. 人は誰でも間違える―より安全な医療シムテムを目指して―. 東京: 日本評論社; 2000.

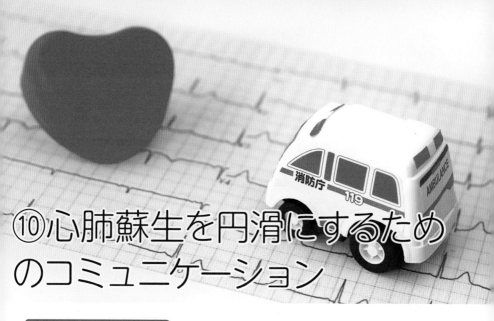

⑩心肺蘇生を円滑にするためのコミュニケーション

Introduction

心肺蘇生は決して医師だけで行う訳ではありません. 心肺蘇生を行う際は, 院内であれば医師, 看護師, 薬剤師, 臨床工学技士などのさまざまな職種が関与します. 心肺蘇生でも多職種連携が必須です. ここでは心肺蘇生時の多職種連携とコミュニケーションについて考えてみましょう.

心肺蘇生は多職種連携

 心肺蘇生の時は, たくさんの医療職が助けに来てくれます.

 そうでしょう. それは多くのメディカルスタッフが患者さんのことを想っている証拠ですよ.

 そういう時にトラブルなく進めていくためには何が必要でしょうか？

それはコミュニケーションです．君たちがいかに他職種をリスペクトしていても，他職種がいかに君たちをリスペクトしていようとも，効果的なコミュニケーションを取らないと蘇生はうまくいきません．

それはどういうものですか？

これはチームダイナミクスと言われています **表10-1** [4]．チームが円滑に動くために8つのポイントを提示しています．最初の2つは明確な言葉遣いと復唱確認です．

なるほど．

表10-1 ●チームダイナミクス

① Closed -loop communication
　－リーダーとメンバーが治療内容についてしっかりと communicate できること
② Clear Message
　－言葉通り，間違いが起きない
③ Clear Roles and Responsibilities
　－自分の役割を認識して実行すること
④ Knowing one's Limitations
　－自分の能力を超えている
　－能力はあっても，できないときにはチームに伝える
⑤ Knowledge sharing
　－状況が変われば，チームに伝える
⑥ Constructive intervention
　－できていなければ，修正する
⑦ Reevaluation and Summarizing
　－リーダーが治療内容を整理する
　－これから行うことをメンバーに伝える
⑧ Mutual Respect
　－蘇生現場では，エゴを捨てて，互いに協力し合う

（赤澤千春, 寺﨑文生, 駒澤伸泰. 実践, 多職種連携教育. 東京; 中外医学社: 2020 [4] p.159-63. 改変）

明確に指示して，それを受けました．指示を遂行しました，というのが指示出しと確認の基本です．

確かに，指示が通っていなければ効果はありません．大切なことです．

次に大切なことは明確な役割分担と自己の限界の認識です．

明確な役割分担というのは，中山君が気道確保で，藤田君が胸骨圧迫というようなものでしょうか？

その通り．だけどもう1つ重要な意味があります．看護師さんたちが除細動や気管挿管をできるかな？点滴が得意な医療職がどれだけいるかな？

なるほど．だから自分ができることをきちんと伝えてチームリーダーは明確な役割分担を指示することが大切なのですね．

その通りです．

他に大切なことは何でしょうか？

心肺蘇生がどこまで進んでいるのかがメンバーにはわからないこともあります．ゆえに，『今2回目のショックが終わったところで次に何を行う』というように，再評価と情報共有を行うことが大切なのです．

なるほど．蘇生以外にも十分使用できる考え方ですね．

最後の2つが特に大切です．メンバーを尊重しながらも，間違っている場合は丁寧かつ建設的に修正を行うことです．そのコミュニケーションは非常に難しいので経験を積んでいくことが大切です．

これから何年もかけて勉強していきたいと思います.

急変時多職種連携の基本となるチームダイナミクス

　他職種との信頼関係を構築し, 院内急変対応に当たる方法は, コミュニケーションです. 以下に, 急変時のコミュニケーションの基本であるチームダイナミクスについて述べます.

　チームダイナミクスとは, 「リーダーシップやマネジメントを意識することで, メンバーの力を最大限に発揮するための方法論」です. 米国心臓協会は, 心肺蘇生という緊迫した状況の中でも円滑にコミュニケーションが進むように下記の8つのポイントを推奨しています. 手術室というクリティカルケアにおけるコミュニケーションにも有効です. 以下にチームダイナミクスの8つのポイントを概説します.

①復唱確認

　例「黒澤先生, エピネフリン1mgを静脈投与して, 点滴を早送りしてください.」「はい, わかりました. エピネフリン1mgを静脈投与して, 点滴を早送りしました」

②明確な言葉遣い

　例「アミオダロン300mgを右上肢の静脈ラインから投与してください」

③明確な役割と責任分担

　例「中山先生は点滴を追加確保してください. 渡辺先生は内径7.5mmの気管チューブを用いて, 気管挿管をお願いします. 藤田先生は, 輸血の確認とオーダーを続けてください」

④自己限界の把握

例「黒澤先生，僕は鎖骨下からの中心静脈穿刺を単独で行う自信がありません」「中山先生，問題ありません．右の内頸静脈から確保してください」

⑤情報共有

例「2分前に動脈損傷で収縮期血圧が50台まで低下しましたが，輸液と昇圧薬で回復傾向です」

⑥再評価とまとめ

例「グルコース・インスリン療法後のカリウム値は7.3から5.9まで低下しましたが，まだ少し高値なので，フロセミドと塩化カルシウムも投与します」

⑦建設的な修正

例「すみません，藤田先生．カテコラミンの持続投与ラインが外れているように見えるので確認してください」

⑧チームメンバー同士の尊重

例「皆さん，頑張ってください．質の高い心肺蘇生ができていますよ」

①と②は明確にメッセージを伝えることと，復唱確認の重要性を示している．そして③，④は「自分ができること，できないことをきちんと示して，協力して進めていく」ということです．⑤と⑥は「情報共有の重要性」を示しています．

全てのコミュニケーションに共通するのが⑦と⑧です．⑦の建設的介入は，メンバーが間違っていたとしても，怒鳴りちらしたりせず，「建設的に，相手を尊重しながら進めていく」ことの大切さを示しています．

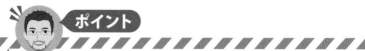

ポイント

- ☑ 心肺蘇生は全ての医療従事者に必須のスキルですが，連携が必須です．
- ☑ 院内急変対応においても発生部署や救援部署を超えた多職種連携が必要です．
- ☑ 急変時多職種連携時のコミュニケーション推進方法としてチームダイナミクスがあります．
- ☑ チームダイナミクスの中心は「チームの尊重」と「明確な指示と確認」です．

参考文献

1) Saket G. Trends in survival after in-hospital cardiac arrest. N Engl J Med. 2012; 367: 1912-20.
2) 安井清孝. 第6回 場面で学ぶ（5）病室での急変を想定した心肺蘇生 III（チームダイナミクス編）. ナーシング・トゥデイ. 2008; 23: 36-9.
3) 米国医療の質委員会 / 医学研究所. 人は誰でも間違える―より安全な医療シムテムを目指して―. 東京: 日本評論社; 2000.
4) 赤澤千春, 寺﨑文生, 駒澤伸泰. 実践, 多職種連携教育. 東京; 中外医学社: 2020. p.159-63.

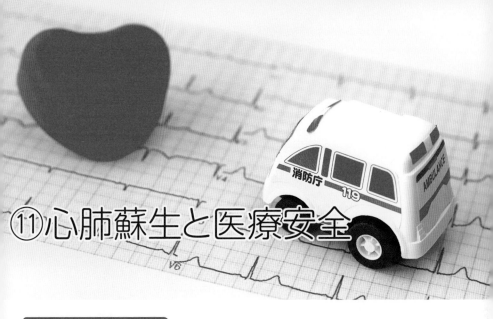

⑪心肺蘇生と医療安全

心肺蘇生は必ずしも成功するわけではありません．その原因は医療
従事者に非があるかどうかに関わらず，最善の方法を選択する必要
性があります．特に，急変による死亡時には，ご家族へのケアや原
因解明が非常に大切なので，本章では医療安全の観点から考えてみ
たいと思います．

心肺蘇生中の家族ケア

　ここでは最後のまとめの章の前に心肺蘇生中の家族ケアと蘇
生できなかった場合についてお話ししたいと思います．

　なるほど．確かに半数以上の心停止患者さんが蘇生できない
ので重要テーマと思います．

　急変が起こった場合にすぐに救援依頼をする必要があるの
は，実は蘇生メンバーだけでなく家族への連絡やケアを行う担
当者が必要だからです．その担当者は，できる限り早く家族に

表11-1 ● 急変時の家族対応

1. 急変が起こった際の家族への連絡
   ①原則は主治医または代理医師が連絡
   ②緊急時は看護師が連絡することも

2. 家族が病院に到着したら
   ①主治医または代理医師が説明
   ②担当看護師が家族に付き添う
- その時点でわかる事実を伝える
- 時間的な流れ「今，何をしているのか？」を伝える
- 蘇生処置中ならば，立ち会うかどうかを確認
- 家族への付き添い看護師は可能な限り同じ人
- 家族の待機場所は静かな場所を用意する

表11-2 ● 救命のため他院へ搬送する場合

- 家族との関連・家族説明を大事にする
- 搬送元はそれまでの記録を補完する
- 急変対応時は看護師・医師が同乗する

連絡し，今何が起こっているのか，それに対しどのような蘇生を行っているのかを説明する必要があります．

確かに，迅速に連絡する必要がありますね．

さらに家族が駆け付けた場合，別室で見守るか，目の前で蘇生を見守るかのどちらかを選択してもらい，担当者を1名配置することも大切です．

他院に搬送する際はどうするのですか？

どんな状況であるのか，自院での医療の限界と他院へ紹介する目的を家族に適確に伝える必要性があります．

今聞いていると普通のことに思えますが，急変時は忘れがちになりますね．

　だから前の章で学んだチームダイナミクスが大切なのです．

患者さんが死亡した場合

　突然の患者さんの死亡は家族にとって非常にストレスフルだと思います．

　そうだね．医療従事者はそれまでの時間必死に蘇生していたので蘇生の現場は血液などでいっぱいだね．でもその患者さんにとっては最後の時間であり，家族にとっても大切な時間なのだよ．

　できる限り，ベッドや患者さんの周囲を整えてご面会いただくことが大切だと思います．

　その通り，患者さんご家族の面会には非常に気を使うのが当然だね．でも，突然の原因不明の死亡の場合は，病理解剖や死後 CT などを行う必要があるからそれも誠意を持って説明しな

表11-3 ●患者が死亡した場合

①主治医から状況説明を行い，その後家族に面会
②患者が亡くなった場合原則的に病理解剖
③家族心情に配慮しながら説明し，必要な処置の同意（病理解剖）

表11-4 ●亡くなった患者と家族面会に関して

①家族がゆっくり面会できる環境を整える
②血液などでシーツ類が汚染されている場合は，シーツ・タオルで目につきにくくする
③医療器具類が着いていればそのことを説明

いといけない．何も隠すつもりはない，原因を知る必要がある
のでということを伝えるのが大切です．

　なるほど．病院側の誠意を伝えるのですね．

　そうです．蘇生の際も精一杯尽くすべきですが，うまくいか
なかった場合でもベストを尽くすべきなのです．

　わかりました．とにかくガイドラインや院内ルールに基づい
た誠意ですね．

　その他，小児の蘇生時で予後が悪いことを両親に告げる際は
蘇生の現場にご家族を伴い，われわれがベストを尽くしている
ことを伝えることが大切です．この辺は自分で判断するのが難
しくても，看護師さん達との多職種連携で進めていきましょ
う．

蘇生，記録の重要性

　カルテ記載の大切さは色々なところで言われていましたが，
蘇生の時も記録が必要なのですね．

　当然です．何時何分に急変に気づき対応を開始し，ガイドラ
インに基づき，薬剤を投与，除細動を何時何分に施行などとい
う記録は，患者さんに対してベストな蘇生を尽くしたというこ
とです．

　医療訴訟の際に医療従事者を守るということにもなります
か．

　もちろん，それもあります．しかし，突然の予期せぬ心停止
に対しご家族がカルテを見た際にわれわれがベストを尽くして
いることが，ストレス軽減につながるかもしれません．医療従

表11-5 ● 急変時の記録

- **記録係**を置く
- **記録は基準となる時計**を決める
- **時系列・5W1H** で明確に記載する
- 病院管理者の指示があるまで医療機器類（モニター・空アンプル）は廃棄しない

表11-6 ● 記録の意義

- 医療は患者との契約で成立している
- 記録は提供した医療の証
- カルテは患者を中心とした個人記録
- 医療法により記録は義務付けられている
- 看護記録は診療報酬においても不可欠

事者が後で振り返る際にも重要です．

　わかりました．心肺蘇生で精魂尽き果てていても必ずしっかりと記載します．

　突然の患者さんの死亡は医療事故として検証されることもあるけれど，きちんとした心肺蘇生を行っていれば救援にかけつけた人たちが非難されることはまずありません．

　なるほど，心肺蘇生が成功した場合は蘇生後のケア，うまくいかなかった場合でもご家族のケアと記録などが大変重要ということですね．

　そうです．心肺蘇生は究極の医療行為です．救急医療や医療安全的側面だけでなく，患者さんの最後の時間への誠意であると言えます．

医療安全を考えた蘇生教育の必要性

 何か急にシリアスになってきましたね.

 私は，二次救命処置教育の一環としてこの医療安全の観点のシナリオが非常に大切だと考えています.

 医療事故調査制度などは，ややハイレベルですね.

 しかし，現実世界の院内急変対応や二次救命処置は家族の立ち合いやケア，法律的な問題が大きく関与します．臨床現場での対応に欠かせない医療安全を学ぶことで，より現実に対応できる二次救命処置トレーニングにつながると考えます.

 確かに，院内急変対応は適切に対応しないと大きなトラブルにつながります.

 医療安全の観点も全ての医療従事者が知るべき急変対応の基本ですからしっかり学びましょう.

表11-7 ●医療事故調査制度の概要

①罰をともなわない（非懲罰性）
②患者，医療者，報告者が特定されない（秘匿性）
③警察や行政から独立している（独立性）

表11-8 ●医療安全管理者・病院管理者の対応

・事故該当者の精神状態を見極め，必要に応じて現場から外す
・個人を前面に立たせず病院全体で責任を持って対応する
・患者さんへの葬儀参列は病院側が判断する
・必要に応じて記録評価・ヒアリングを行う

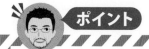

ポイント

☑ 患者さんが心停止した場合，ご家族への連絡と説明係も配置しましょう．

☑ 患者さんが蘇生できない場合でも，十分な経過説明をしましょう．

☑ 患者さんとご家族の対面はできる限り礼を持って行いましょう．

☑ 患者さんが蘇生できなかった場合でも[3] 記録を徹底的に行いましょう．

☑ 心肺蘇生の成否に関わらず，患者さんに誠意を尽くしましょう．

参考文献

1) 菊地 研. 医療安全と BLS/ACLS トレーニング. 日本臨床麻酔学会誌. 2015; 35: 517-22.

2) 山本和彦. 医療事故調査制度において医療界に期待すること. 麻酔 2018; 67: 1154-62.

3) 赤澤千春, 寺﨑文生, 駒澤伸泰. 実践, 多職種連携教育. 東京; 中外医学社: 2020.

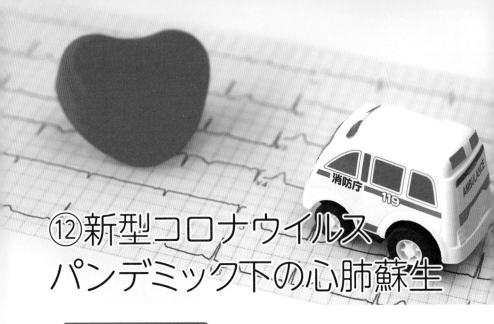

⑫新型コロナウイルス
パンデミック下の心肺蘇生

Introduction

2021年9月現在，新型コロナウイルスは世界的に猛威を振るっています．ワクチン接種が進んでも，今後新たなウイルス性疾患が発生することも予測されます．この章では新型コロナウイルス感染症が疑われる方の心肺蘇生について記したいと思います．

新型コロナウイルス感染症と社会

　新型コロナウイルスは世界的なパンデミックになっていますね．

　その通りだね．いかに人類と微生物の戦いが果てしないかを物語っているね．

　大学の授業も遠隔になったり，旅行が制限されたりなど，影響は大きいです．

　このパンデミックはいつ収束するのでしょうか？

難しい質問だね．1つはこの新型コロナウイルス COVID-19 に対する抗体を全世界の人たちが有すること，集団免疫が形成されることだね．そして，その手段としてワクチンも有効かもしれません．ただ，ワクチンができることと，それが多くの人たちに有効かどうかは，同一ではありません．

 なるほど，ニュースに出ている有識者の言うこともバラバラですしね．

 私たちができることは何でしょうか？

 やはり，飛沫感染することだけは確かだから，新しい生活様式の中で，ソーシャルディスタンスをとって暮らすことかな．そして，絶えず，正しい情報は何かを求めることが大切だよ．

 いまほど，社会と医学がつながっていることを実感する時期はありません．

新型コロナウイルスパンデミック下の心肺蘇生 表12-1

 心肺蘇生も新型コロナウイルスパンデミックの中で変化するのでしょうか？

 そうだね．蘇生ガイドラインの大元である AHA は，世界的パンデミックになった時点で新型コロナウイルス感染症が疑われるもしくは確定した傷病者の蘇生について推奨を提示したよ．

 さすが AHA ですね．

 やはり，第一には救助者が，感染リスクに曝されないことが大切ということだね．感染防護具の徹底として，『救助者もマ

表12-1 ● 新型コロナウイルス感染症が疑われる傷病者の BLS

● STEP1
  感染防護具の徹底
  救急コールを行って，AED を取得
● STEP2
  救助者の口と鼻をマスクまたは布で覆う
  傷病者の口と鼻をマスクまたは布で覆う
● STEP3
  頸動脈が触れなければ，胸骨圧迫のみ（ハンズオンリー）CPR を行う
● STEP4
  フィルター付きバッグバルブマスクがあれば人工呼吸

スク，傷病者もマスク』ということかな.

　傷病者にもマスクをつけることで，飛沫を防ぐということですね.

　でも，人工呼吸の際に感染リスクがとても増加するのではないでしょうか？

　そうだね，だからフェイスシールドやフェイスマスクでの口対口や口対マスク換気は推奨されないね. フィルターがついたバッグバルブマスクを用いての換気が推奨されているよ.

　ということは，バッグバルブマスクが到着するまでは人工呼吸がなしということですね.

　そうです. ハンズオンリー CPR でも，早く通報して，早期の CPR と AED で蘇生予後は大きく改善することは今まで学んできたよね.

　確かにそうですね. 救助者の安全確保という観点からも大切ですね.

　今度から心肺停止時に遭遇した場合は，スペアで持っているマスクを傷病者用につけるようにします.

JCOPY 498-16632

‘早期’の高度な気道確保が期待される二次救命処置 図12-1

 しかし，ハンズオンリー CPR はわかるのですが，二次救命処置では酸素化と呼吸管理が必要になると思います．

 そうだね．また，新型コロナウイルスが原因で心停止になっている傷病者の多くは原因として『低酸素血症』が予測されるね．だから，高度な気道確保を早期に行うことが大切なのだよ．

心室細動（VF）/ 無脈性心室頻拍（Pulseless VT）

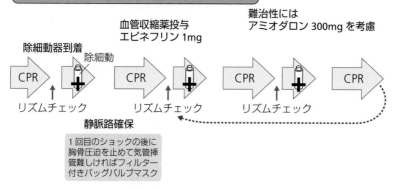

心静止 / 無脈性電気活動（PEA）

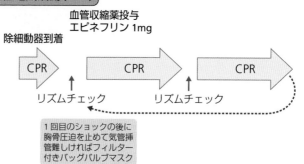

図12-1 ●心室細動（VF）/ 無脈性心室頻拍（Pulseless VT）
（南 敏明, 監修. 駒澤伸泰, 著. 麻酔科研修実況中継！第 3 巻. 手術室急変対応と周辺領域編. 東京: 中外医学社; 2018 より改変）

気管挿管をしてしまえば，患者さんの呼吸回路は閉鎖されるので，感染リスクは大きく減少しますよね.

 　その通りです. なので，早期の CPR，早期の除細動の次に，気管挿管をはじめとする高度な気道確保を試みるのです. そこで注意することは，通常の高度な気道確保は，胸骨圧迫を中断せずに行いますが，ここでは胸骨圧迫を中断して行うことが推奨されます. なぜでしょう？

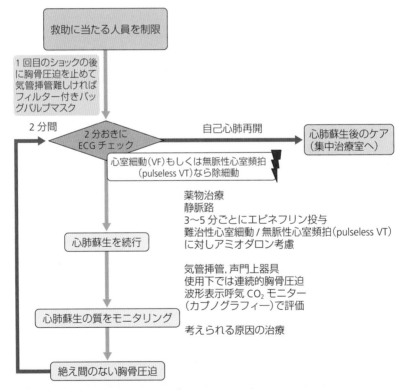

図12-2 ● 新型コロナウイルス感染症が疑われる傷病者の ALS
(Panchal AR. Circulation. 2018; 138: e740 より改変)

胸骨圧迫をしていると，気道からの呼気に接触する可能性が高まるからでしょうか？

おそらくそうでしょう．気管挿管確認後も，人工呼吸器回路の十分なパックが大切になります．

密集回避が期待される二次救命処置と院内急変対応

二次救命処置は，多くの医療従事者が傷病者に集まるため，密集にも注意が必要と思います．

そうだね．まず，二次救命処置は救急隊や救急外来で行われることが多いため，人員制限が必要だね **図12-2**．すなわち，感染対策をきちんと行った人たちが中心で行うということだよ．

なるほど．そうなると病棟での二次救命処置は非常に気を付けないといけないですね．不特定多数の医療従事者がかけつけると，クラスター発生の原因となりうるということですね．

その通り．だから医療従事者は常に自分の体温や症状に気をつけながら診療しなくてはいけないね．でも，この話は新型コロナウイルスパンデミックに限定した話ではないと思います．季節性インフルエンザの可能性がある場合でも医療従事者は自己申告する勇気が大切です．

今回の新型コロナウイルスパンデミックで感染症予防対策や医療従事者の在り方を再度考えさせられます．

その通りです．これから数十年後に新たなパンデミックが発生する可能性だって否定できないよ．だから，今の知見を記録して，その時々の医療環境に合わせた最善策を取る必要性があるのだよ．

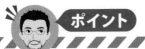

ポイント

☑ 新型コロナウイルス感染症確定もしくは疑い患者さんへの蘇生には注意が必要です.

☑ 救助者だけでなく傷病者にもマスクを装着してもらいます.

☑ 一次救命処置では，ハンズオンリー CPR を基本とします.

☑ <u>フェイスシールドやフェイスマスクによる口対口もしくは口対マスク人工呼吸は推奨されず</u>フィルター付きバッグバルブマスクによる換気が推奨されます.

☑ 二次救命処置では，早期に気管挿管などの高度な気道確保が推奨されます.

参考文献

1) Coronavirus (COVID-19) Resources for CPR Training & Resuscitation. https://cpr.heart.org/en/resources/coronavirus-covid19-resources-for-cpr-training

2) Topjian AA. Part 4: Pediatric Basic and Advanced Life Support: 2020 American Heart Association Guidelines for Cardiopulmonary Resuscitation and Emergency Cardiovascular Care. 2020; 142(16 suppl 2): S469–S523.

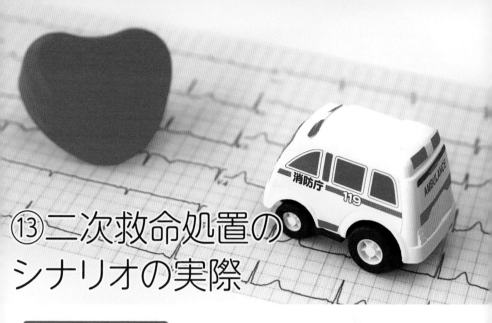

⑬二次救命処置の
シナリオの実際

Introduction

中山・藤田・渡辺の３人の医学生は BLS, ALS, 原因鑑別, チームダイナミクス, 医療安全を学び続けました.
そして, 今日は, 黒澤先生の前でその成果を見せる日が来ました.
別の班の海江田君, 播磨さんも一緒に参加します.

二次救命処置の理想的な形式 図13-1

　　　はい. 今から二次救命処置の訓練をします. 今日は皆さんのチームとしての蘇生能力を評価します. チームリーダーは中山君ですね.

　　　はい, お願いします.

　　　では, 始めます. ここは病院の救急外来です. あなたは, 研修医で初期対応を行う必要があります. 65 歳の状態の悪い患者さんが搬送されてきました. 数分前まで意思疎通ができてい

たようですが，今はできないようです．はい，どうぞ．このマ
ネキンを患者さんと思ってください 表13-1 .

　　もしもし，わかりますか？応答がありません．ただちに救援
を呼んでください．頭部後屈して，頸動脈触知をします．脈拍

```
┌─────────────────────────────────┐
│            STEP1                 │
│    基本的な心肺蘇生ガイドライン     │
└─────────────────────────────────┘
              ↓
┌─────────────────────────────────┐
│            STEP2                 │
│ 効果的なコミュニケーションとチームワーク育成 │
└─────────────────────────────────┘
              ↓
┌─────────────────────────────────┐
│            STEP3                 │
│ よくある心停止の 12 の原因鑑別と初期対応 │
└─────────────────────────────────┘
              ↓
┌─────────────────────────────────┐
│            STEP4                 │
│     家族対応と医療安全的側面        │
└─────────────────────────────────┘
```

図13-1 ●二次救命処置トレーニングの 4 つのステップ

表13-1 ●二次救命処置トレーニングに必要な物品

- シミュレーター（胸骨圧迫と気道確保が可能なもの）
- モニター画面
- 除細動器（安全に気をつけて）
- 点滴セット
- 薬剤セット
- 気道管理器具（バッグバルブマスク・エアウェイなど）

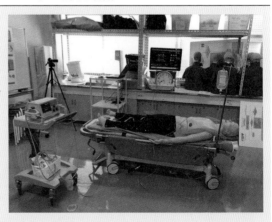

ありません．呼吸もありません．胸骨圧迫開始します．『強く，速く，しっかり戻す』です．

　　　　どうしましたか？

　　心停止の患者さんです．手伝ってください．藤田君は胸骨圧迫を，渡辺さんは除細動器パッドを患者さんに貼ってください．播磨さんはバッグバルブマスクを用いて換気をしてください．胸骨圧迫と換気の比は 30：2 です．海江田君は記録係と事務方に連絡して家族への連絡と到着次第説明をしてください．

　　はい，胸骨圧迫を『強く，速く，しっかり戻す』で行います．

　　換気をバッグバルブマスクで行います．胸上がっています．

　　僕は記録係と，家族到着後に説明とケアに当たります．

　　中山君，除細動パッドを心臓を挟むように貼りました．

　　はい，波形を解析しましょう．みんな離れて．心室細動（VF）です．渡辺さん 150J で除細動をお願いします．

　　はい，150J で除細動を行います．充電完了，みんな離れて，自分よし，周りよし，ショックします．

　　ドン

　　藤田君，すぐに胸骨圧迫再開です．渡辺さん，点滴を確保してください．次の心電図確認で，心室細動（VF）が継続して

いたら除細動後にエピネフリン 1mg を投与するので用意して
ください.

　わかりました．点滴確保してエピネフリンを用意します.

　中山君，藤田君が疲れてきているので換気担当の私と1分
ごとに交代します.

　ありがとう，助かるよ.

　みなさん，頑張っていますよ．その調子で.

最初の心電図チェックから2分が経過しました.

　記録係の海江田です．2分経過しました.

　はい，心電図の確認をします．やはり心室細動（VF）です．
渡辺さん，ただちに 150J でショックしてください.

　わかりました．安全のためみなさん離れてください．自分よ
し，周りよし，ショックします.

　ドン

　はい，胸骨圧迫をすぐに再開してください．藤田君.

　了解です．力の限り胸骨圧迫します.

中山君，エピネフリン 1mg を投与するのではなかったですか？

そうでした．ご指摘ありがとう．それでは渡辺さん，用意していたエピネフリン 1mg を静脈から投与して生食 20mL で後押ししてください．

わかりました．エピネフリン 1mg を静脈投与して生食 20mL で後押しします．

次の心電図波形チェックで心室細動（VF）ならアミオダロン 300mg を投与するので用意しておいてください．

わかりました．アミオダロン 300mg を用意しておきます．

ふう，ここで ABCD サーベイをします．気道は開通しており，換気時に胸の上りもあります．胸骨圧迫もいいですし，鑑別診断を開始しましょう．皆さん何を疑いますか？

海江田君，カルテにはなんて書いてあるかな？

うーん，1 日 80 本のタバコを吸っていて気胸の既往があるようです．

それでは，気胸が再発して緊張性気胸になっているのでは？

確かに，皮下気腫も出てきているかもしれません．脱気します．

中山君が鎖骨中線に針をさすとシューと音がしました．

蘇生は続けてください．あっ，左手が動き始めましたね．一旦胸骨圧迫ストップです．頸動脈触知できます．バイタルサイ

ン計測してください.

血圧は 80/40mmHg, 脈拍 100bpm です.

なるほど. 皆さんのおかげで心拍再開しました. まずは気管挿管を行い人工呼吸管理しましょう. 過換気にならないような設定を行いできるだけ酸素濃度を下げます. 次に血圧が低いのでカテコラミン持続投与と輸液投与です.

家族の方が到着されたので説明してきます.

そうだね. 一応心拍再開したので今から蘇生後のケアに入ることと, 経皮的カテーテル治療と低体温療法の可能性について説明してください.

わかりました.

次に 12 誘導心電図をチェックしましょう.

わかりました. V2-V4 誘導で ST 上昇です.

それでは循環器内科に経皮的カテーテル治療の適応があるかをコンサルトしましょう. その後, 意識が戻らなければ頭部CT と脳波測定の後に, 低体温療法を開始します. 皆さんご協力ありがとうございました.

はい, そこまで. 『素晴らしい』の一言に尽きます. ガイドラインに基づいた蘇生行為だけでなくチームダイナミクスの実践が大切なのです. この本に書かれていることは蘇生教育の基本です. 皆さんがこれから臨床実習, 初期臨床研修医, 専攻医

となる上で，心肺蘇生を何度もしていくことでしょう．患者さんへの究極の誠意であるこの心肺蘇生手技をいつでも磨いておいてください．

 有難うございます．これからも研鑽します．

 ポイント

- ☑ 二次救命処置のトレーニングを4つの STEP に分けて考えましょう．
- ☑ 基本的な二次救命処置ガイドラインを習得しましょう．
- ☑ 心肺蘇生時のチームワークを育成しましょう．
- ☑ よくある心停止の12の原因と鑑別を考えましょう．
- ☑ 医療安全の観点からも心肺蘇生を考えましょう．

参考文献

1) 野村岳志, 駒澤伸泰. 実践, 医学シミュレーション教育. 東京: 中外医学社; 2019.
2) 南敏明, 駒澤伸泰. 周術期医療安全 Q&A70. 東京: 中外医学社; 2017.
3) 赤澤千春, 寺﨑文生, 駒澤伸泰. 実践, 多職種連携教育. 東京: 中外医学社; 2020.

エピローグ

　さて，時は流れ，中山，藤田，渡辺の 3 人の医学生は，5 年生になり，臨床実習に取り組むようになりました．今は，全体授業のため集まっています．

　やあ，久しぶり，藤田君は今どこの診療科で実習しているのかな？

　救急部だよ．心肺蘇生のことをしっかりと勉強していたおかげで，心停止患者さんが来た際は胸骨圧迫をさせてもらえるし，ドクターカーにも乗せてもらえたよ．

　凄いわね．やっぱりしっかりと基本手技を勉強していると色々なことを経験させてもらえるのね．

　ところで中山君は内科だったっけ？

　そうだよ．先日，受け持ち患者さんの検査に付き添っていったけれど，移動中に気分が悪くなったのですぐに call for help をしたよ．多くの院内急変対応の先生方がかけつけてくれて，患者さんは危機を脱することができたよ．怒られると思ったけど，『君が早く呼んでくれたから大事に至らなくて，とてもよかった』と褒められたよ．やはり急変時の早期救援依頼は大切だね．

　渡辺さんは外科をローテーションしていたっけ？

　そうそう，聞いてよ．受け持ちの患者さんの手術翌日の第一歩行に付き添ったのだけれど，突然呼吸困難を訴えて倒れたの

よ．すぐに看護師さんに助けを呼ぶように依頼したわ．

　えっ，肺塞栓症かな．怖いね．

　そうね．頸動脈は触れたので気道を確保して，酸素投与したところで，指導医の先生たちが来てくれたわ．患者さんの気道確保をして酸素投与するという基本蘇生手技ができてよかったわ．

　そうだね．患者さんを守るためにも，医師になっても心肺蘇生手技を磨いていかないといけないね．

　これからも5年おきに改訂されるガイドラインをしっかりと勉強していこうね．

　どんな診療科に進むかはまだわからないけれど，心肺蘇生と急変対応だけは知っておかないといけないことだからね．

あ と が き

　本書は全ての医療従事者に必要な心肺蘇生ガイドラインのイメージを持っていただくために作成しました．さまざまなシミュレーションを活用した心肺蘇生トレーニングが普及していますが，基本的な心肺蘇生ガイドラインのイメージを得ることができないと効果は十分でないかもしれません．

　また，心肺蘇生は医師や看護師などの単一職種のみでなく，全ての医療職種に共通のスキルです．ですので，全ての職種が卒前卒後を通じて理解できるように試みました．

　そして，最終章ではチーム育成のための教育方法について少し記載しました．チーム育成のための教育法について学びたい方は同じ中外医学社の「実践，医学シミュレーション教育」をご参照いただければ幸いです．

　新型コロナウイルスパンデミックにより，心肺蘇生に関する実習時間や内容は制限されるかもしれません．しかし，胸骨圧迫や気道確保などのテクニカルスキルは実習しないと獲得できませんが，蘇生アルゴリズムや基本的な考え方などのノンテクニカルスキルは本書のような形式で習得できるのではないでしょうか？

　最後に，このような実況中継形式の心肺蘇生入門書の作成に関し，監修をいただきました医学教育センター寺﨑文生教授に心より感謝申し上げます．また，原稿のチェックをいただきました麻酔科学教室城戸晴規先生に御礼申し上げます．さらに，私のさまざまなイラストや編集希望に我慢強くお付き合いいただきました中外医学社企画部五月女謙一様，編集部歌川まどか様にも心より御礼申し上げます．

大阪医科薬科大学医学部医学教育センター副センター長，講師

駒澤伸泰

索　引

しんぱい そ せい　じっきょうちゅうけい
心肺蘇生 実況中継!　　　　　　　　　Ⓒ

発　行	2021 年 10 月 15 日　　初版 1 刷
監修者	てら　さき　ふみ　お 寺﨑文生
著　者	こま　ざわ　のぶ　やす 駒澤伸泰
発行者	株式会社　中外医学社 代表取締役　青木　滋
	〒162-0805　東京都新宿区矢来町 62 電　話　　(03) 3268-2701 (代) 振替口座　00190-1-98814 番

印刷・製本/三和印刷(株)　　　　　　　　　　＜KS・MU＞
ISBN978-4-498-16632-5　　　　　　　　Printed in Japan